救える脳を救いたい

~そして救える人生を救いたい~

はじめに

突然ですが人類の歴史の話から始めましょう。46億年前に地球が出来たことはご存じでしょうか。そしておよそ200万年前に人類（ヒト）が出現した。その後の歴史のなかでこの地球で一番繁栄したのが私たちの祖先のホモ・サピエンスです。

その時代にいた沢山の人類の中ではネアンデルタール人とホモ・エレクトスが有力でしたが、食料の争奪に優れたホモ・サピエンスが体格や運動能力の優れたこれらの種族を滅亡させて地球に君臨したのです。彼らを駆逐したのは戦いだけではなかったようです。

さらにヒトよりも大型の動物、たとえば巨大なマンモスの様な動物を、多くのサピエンスが協力して谷に追い込んで狩りをしたのです。サピエンスの脳が発達して言葉で社会と組織をうまく形成できたから、十分な獲物と食料が確保できたのです。

ところがネアンデルタール人やホモ・エレクトスなど、他の人種はサピエンスと同じ地域にいると横取りされて食料に困って絶滅していったという学説が有力です。ちなみに【ホモ・サピエンス】という意味は【賢いヒト】です。誰が名付けたのでしょう。

脳を駆使することで脳も大きくなったが、そのなかでとくに言葉に関する言語中枢が発達したからです。そして7万年前には、脳を大切にしたことで地球の生物の頂点に立てる事になったともいえるのです。さらに言えば先人の発見や発明したことを若いグループや若いサピエンスに教えて繁栄したのです。

しかし先のネアンデルタール人やホモ・エレクトスは、自分の身近な百人足らずの者にしか教えず、進歩もなかったので、いずれ絶滅していったのは当然です。

ヒトが人間であるためには脳が一番重要だと言うことには異論がないでしょう。もちろん命がなければ話になりませんが、そこで私は医師を目指した後に、この本のタイトルのことを考えるようになったのです。

30年前にこの病院を始めるにあたって、医療法人の名前を【のう救会】とした。その意味は読んで字の如くで、変わった名前だと言われました。法令の制限のため漢字の【脳】は使えませんでした。

医学の進歩は素晴らしいことが沢山ありますが、ただ単に命を助けることから、いかにうまく脳を救えるかに多くの努力がなされ成果も得られています。それぞれの時代の知恵と工夫は受け継がれ開花していったのです。つまり**【温故知新】**のことわざの通りです。

私自身は脳外科をめざし経験していくなかで、驚嘆するほどの脳外科の進歩を目の当りにできた恵まれた時代に居たのです。例えて言えば、地球四六億才の歴史のなかで沢山の生物が爆発的に出現した**【カンブリア紀】**といわれるキラメキの時だったのです。

このようなホモ・サピエンスの話は脳卒中に対する私たちの行動にも出ています。救急隊員と私たちが仲間として、救える脳を救いたい、という熱い想いでいる限り、過去に経験した知識や知恵が次の仲間に伝えられ将来の考え方の基本となって残るのです。

この小誌では、第一部でこれまでに経験した実話を元に患者さんの脳を救うための想いを物語風に紹介しています。今日までの素晴らしい脳外科の進歩を紹介しつつ、これまで元気をいただいた患者さんに思いを馳せながら、読者の中にはここに紹介した個別の話が、過去の自分の経験と重なって身近に感じられる事もあれば幸いです。

第二部以降では、脳卒中の基本と最先端の知識などを紹介しているので、この小誌が本棚の片隅にでもあれば、患者さんや家族の方にも安心の材料になると信じています。その結果脳卒中への理解や対処法を身につけることが出来ることを期待します。

郭　水泳

【目　次】

第二部　脳卒中について

第三部　手術で治る物忘れ・認知症

第四部　出版にあたって

第一部

『救える脳を　救いたい』の物語の始まりです

第1話 7の法則……はるかむかしCTのない時代

ある2月の土曜日の昼前。その日の最後の患者さんだった。50代男性のサラリーマン。「二・三日前から頭が重くてはっきりしない」、と訴えて一人で初めて来院しました。

手足のシビレやマヒもなく、計算能力を「7の法則」でしらべた。これは「100ひく7は?」、つぎにまた「93ひく7は?」、と連続してきいてゆき、その答え方が遅かったり間違っているかで、脳の機能の低下や病気を判断する方法です。

医師によっては、7のかわりに13を使うこともありますが、計算に自信のない高齢者では間違えても病気でないこともあるので要注意だと先輩に教わりました。この検査は慢性硬膜下血腫などの診断によく用いられます。

この患者さんは、93ひく7は?　のところで時間がかかり何とか正解したが異常を感じた。その時既に土曜日の午後になっていたので都立病院の手前もあって、月曜日の午前に再び来るように話して帰した。

月曜日の朝、その患者の家族から、「歩けなくなった、イビキをかいて寝ている」、と連絡がありただちに救急車できてもらった。来院したときには何とか話は出来るが左半身マヒで一人では歩けない状態だった。

ＣＴのない時代で、頭部超音波エコーで正中偏位がみられ続いて右脳血管造影をしたところ、おおきな慢性硬膜下血腫と分かった。ただちに行った手術では薬指ほどの穴を開けてあらわれた硬膜に小さな切開をした刹那、濃いコーヒーの様な液体、つまり液状の血腫が飛び出してきた。

３分もすると液体の流出は止まり、骨の穴から液体が患者の脈拍に合わせて拍動するようになった。その瞬間は感動的であった。これでこの人の脳は救えた。その後きれいな点滴薬で洗浄して終了した。

手術後３時間後にはすっかりよくなった。ＣＴが普通に使える今から思えば感動するまでもない事かもしれないが、当時はまったく医者の寿命を縮めるような経験だった。それなのに患者さんは悪かった二日間の事は記憶がはっきりしないので、私たちに感謝の言葉を忘れる人もいる。病状なので許しましょう。

蛇足ながらひとこと。この慢性硬膜下血腫は頭を打った後、１から２ヶ月後に症状が出ることが多いので、医師はこのことを聞き出すことが大切なのです。まれには高齢者では6ヶ月前の打撲が原因のこともあります。

ただし本人が「最近とくに1から2ヶ月の間に頭を打ったことがある」、と白状しないことがあるので要注意です。理由の中には軽い打撲だったので忘れてしまった、あるいは飲酒で転倒した時のことなので家族には言いづらかったからか。

大抵の場合は医師から診断を告げられると、「そういえば」と話し始めます。「父ちゃんも近頃ボケたな」、とほっとかずに夫婦がお互いに脳を救える事があるのを奥さんも忘れないようにしましょう。

第2話　小笠原諸島がアメリカから返還された一年後の初めての交通事故

小笠原諸島がアメリカから日本・東京都に返還された1年後の5月3日、わたしは都立病院の脳外科の救急当番医であった。東京都から救急対応の電話があった。内容としては父島で返還後初めての交通事故が発生した。交通事故と言っても交通信号はひとつもない所なので、バイク運転中に松の木に衝突して後部座席のひとと二人が重傷とのこと。父島の医師は当時の決まりで都立病院からのローテーターの産婦人科の医師ひとりだけ。この頃の私は若輩であったが、麻酔科の一年間を含めて救急の初期研修は終了し、脳外科の常勤医師であった。

当時の救急医療体制はスタートしたばかりで、5月の連休でなくても直ちに飛行機で小笠原に往診できる脳外科医がいないことは自明であり、私が行くこととなった。この時の矢作部長の言葉は今でも再現できる。「おまえはこれから沢山の命と脳を救える身だから、ムリはするな」、と。

問題があった。飛行場は第二次世界大戦で有名になった硫黄島にしかなく、人が住んでいる近くの父島には普通の飛行場がなかった。あるのは自衛隊用の水陸両用機だけが使用できる海中滑走路だけだった。しかし患者の状態から父島から硫黄島を経由することは、医学的に困難です、と私は主張した。そこでその頃自衛隊の所有する飛行艇は九州板付基地の一機だけなので、千葉の飛行場まで回送することとなった。

飛行艇の到着を待つ間は、父島から患者さんの状況を逐次連絡を受けていたので、緊張したこともあって徹夜となった。翌日昼頃に飛行艇は離陸した。乗客はもちろん私ひとり。

『水陸両用飛行艇』

水陸両用艇は特別なもので最高時速は250キロが限界だった。父島までは時速250キロで4時間。つまり東京の真南で千キロの海上の孤島のような処らしい。右の窓からは富士山が何時までもきれいに見えた。つまりプロペラ機なので遅かったのです。着陸のことは詳しく聞かなかったので、突然海に突っ込み丸い窓が急に水族館のようになって熱帯魚が見えた時はとてもおどろいた。スノーケリングではこのように

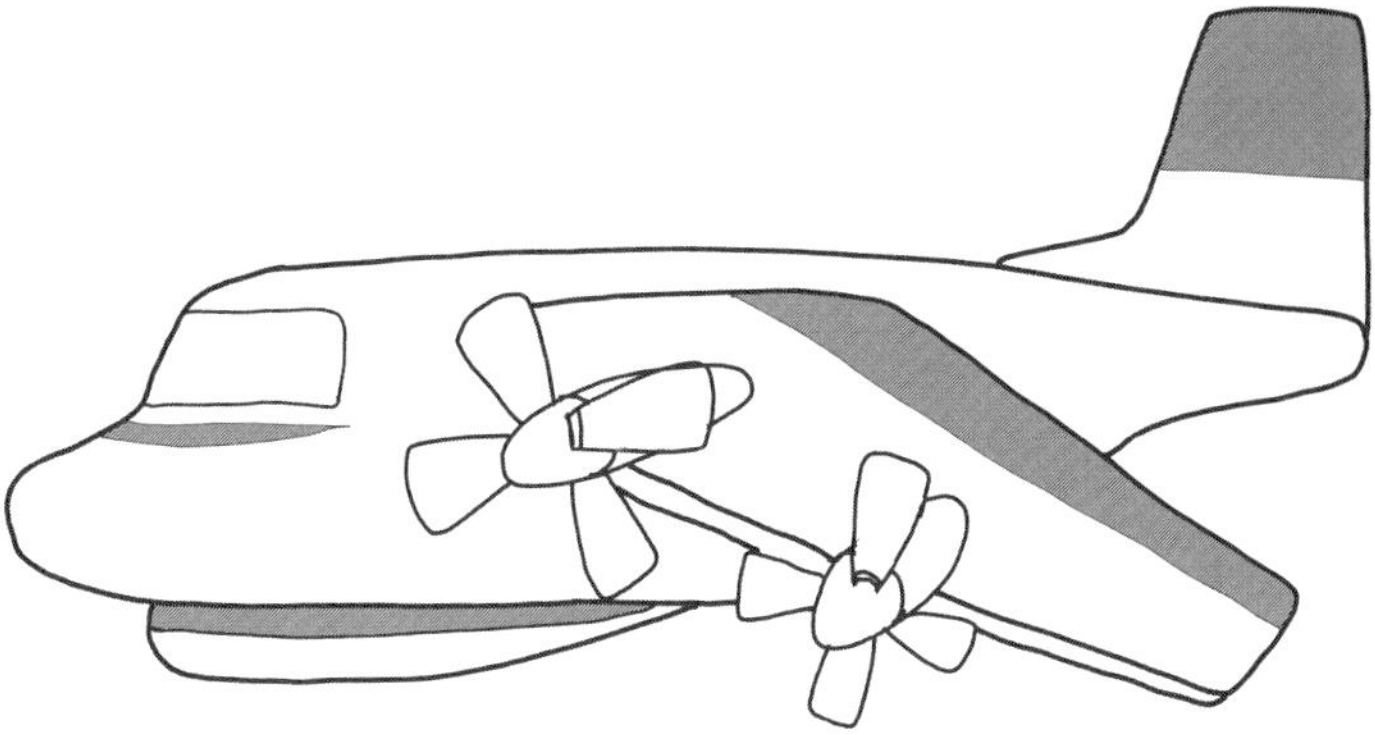

きれいな海だと想像できた。一度この海で潜ってみたい。
　患者さんは運転手のほうが頭部外傷による右脳出血で、舌根沈下による呼吸困難があったため、口から気管の中に管を差し込むという気管内挿管をした。普通は全身麻酔をするときに行う技術ですがマスイ科研修でこの技術はマスターしていた。今では救急救命士の隊長の資格検査に含まれているらしいが、これと同じ技術です。あまり易しいことではないのです。

その後呼吸はすぐに楽になり安定した。もう一人は腹部の打撲で脾《ひ》臓破裂によるプレショック状態だが会話はできた。初期の治療がおわり、自衛隊の衛生兵と交代して食事に行く途中で見上げたら、いや見上げなくても芝生のうえを歩くとき前方に星空をさえぎる高いものはヤシの木以外にはなく、まさしく宝石をちりばめた表現がピッタシだった。

『おおきな南十字星』

空いちめんが星空でおおわれ、南の空に初めて見る大きな南十字星はしっかり記憶にのこった。この衛生兵の人はかなり救急の経験があると思ったので、質問をしてみた。彼は、「できれば本当の救急車に乗って患者さんを助ける仕事をしたかった」。私も頼りになる彼と仕事をしたいと思った。

その後、就眠の前に患者さんの状態をみにいくと腹部打撲の患者さんも呼吸状態が悪化したので、この患者さんにも気管内挿管を行ってやはり呼吸が安定した。あとは早く朝が来て飛行機で羽田に着くことばかりを考えたが、なにしろ時間がなかなか進まない。やむなく三日目の徹夜となった。

深夜なのに現場では沢山の自衛隊や役場の人たちが居て無線機でやり取りをしていた。私は「何時頃出発できますか?」と聞いたら、「羽田までの航路に発達した低気圧があるので皆で検討中です」。彼らは日本語で会話しているのだが気象に関する専門用語が多くて判らなかった。

午前二時になって熟練パイロットが、「自衛隊の気象データでは問題の低気圧はこれから更に発達する可能性がある。今を逃すと数時間は好転しないと判りました。自分はこのくらいの状況は過去に飛んだことがある。とにかく早く東京の病院に運ばなきゃ、患者さんは助からないんでしょう!」、と私の顔を見て語った。「そうです。一刻も早く」。そこで、かのパイロットが「私の腕を信じてください」。私は身震いしながらうなずいた。ここにも熱いプロが居る。

『熱い想いのパイロット』

午前三時、父島の海底滑走路から補助ロケットを点火して海上からそのまま飛び立った。夜明け前の青ぐらい空に、ロケットの噴射するとても明るいオレンジ色のガスの色との対比の記憶は今でも鮮明に思い出すことが出来る。普通のパイロットの技術ではロケットの噴射が終了するのと同時に回転するプロペラの推進力の時間差で【ガクン】と衝撃を感じるのだそうだがこの時は全く感じなかった。素晴らしいプロだったのです。

飛行機の中で二人の患者さんに衛生兵の人と私が交代で、ときどき空気バックを押して呼吸を補助した。また声をかけたり血圧や脈などを絶やすことなく行っていた。ひたすら早く時間の経つことを願った。

四時間後、羽田空港に到着した時空港のはずれに救急車が待っていた。一瞬偉くなった気がしたが直ぐにそのまま救急車で都立病院に向かった。到着の時はＮＨＫのニュースで報じられたらしいが見る時間はなかった。病院に到着してから一人は脳外科で開頭血腫除去術、他の一人は腹部外科で開腹し、脾臓摘出術の緊急手術をした。

三日間の徹夜の後に食べた新宿の焼き肉店で、その後私たちは常連客となった。このときの経験でその後、私は救急医療と救急車のトリコになったとおもう。

第3話 佐藤栄作元首相脳卒中で倒れる 絶対安静の神話の時代

政治にはあまり関心がない人でも、沖縄返還を成し遂げ非核三原則を主張することで、1974年、日本人として初めてノーベル平和賞を受賞した佐藤栄作首相のことは知っているでしょう。

しかし翌年6月、東京・築地の料亭「新喜楽」で脳卒中で倒れた。ただちに何人もの有名な内科教授の診察の結果、当時の金科玉条の教え、「絶対安静で動かしてはならない」、との考えで酸素ボンベや吸引器などをその料亭に搬入して治療が始まった。5日後に近くの大学病院の内科に転送となった。後日、CTの結果では脳内出血で、知人の脳外科教授を含め、手術を主張する脳外科医もいたが内科治療に決定した。その後二週間後に死亡した。『功なり名を遂げた』患者さんの治療には、純粋に医学的な判断だけによらない場合もあるのでしょう。

さらにこの時代は救命センターもなく、救急手術ができる脳外科の専門病院もきわめて少なく、急いで病院に搬送する意味が少なかったともいえる。むかし、雪国の民家では厠《かわや》への渡り廊下の間に赤い実を付ける南天の近くに【中りべや】、【あたりべや】という部屋が用意されていたのをご存じでしょうか。つまりトイレで発症することが多い脳卒中のために絶対安静にするための部屋だった。これと同じ考えだと言えます。

第4話 CTスキャンの登場で救える脳がみえた

40代の男性。母親との二人暮らし。小原庄助さんの里、会津若松の酒好きの大工さん。夕食後の晩酌の時、急に左手の脱力がでたが完全マヒでなく何とか歩けたので、酒のせいかと思ってそのまま就寝。

翌日は仕事が休みだったので家で休んでいたが改善しないので、私の勤める病院に受診し脳外科に入院。意識は清明、左不全マヒの状態、セルジンガー法による脳血管撮影で中等度の外側型（被殻出血）と判断し、手術による血腫除去術を考えるまでもなく、その時代の一般的な安静治療の方針とした。

『デルタスキャン　日本最初の全身用CTをドイツから輸入』

しかしその1年前、会津脳卒中センターの開設のため、私がドイツ・エルランゲンのシーメンス社を訪問して交渉の結果、全身用CT（デルタスキャン）の購入を決めていた。つまり私は脳卒中センターの開設の目玉にCTを考えていたのです。

早速ドイツ・エルランゲンの本社に単身通訳なしで乗り込んだ。その頃はアメリカ・サンフランシスコ大学病院の留学から帰国して間がなくてドイツ語と英仏語が出来たので、工場で初めて見た全身用CTは、それまでに見ていた頭専用機とははるかに優秀でスマートだった。初めて見た全身用CTの姿に、【ひとめぼれ】したのです。【これぞまさしくこれからの時代の器械だ】と確信したのです。

イタリア人の極東責任者とけんか腰の勢いで交渉した。問題は納期と価格であった。特に問題になったのは納入時期だった。なぜなら私は日本初の全身用CTを設置するために新しく建物を建設中で完成時期に合わせたかったから。

その頃CTは全世界が引く手あまたで、契約から24ヶ月が常識であった。ドイツからイタリアの彼の家に移動した。彼の母がごちそうしてくれた。衣なしの魚料理がおいしかった。彼は「8ヶ月で何とかする。東洋人が好きだ」と言った。僕はナポリタンが好きだと言った。後日日本のナポリタンとイタリアのそれは別物と友人がささやいた。

『日本初の全身用CTがついに』

その全身用CTは約束通りに到着し徹夜が楽しかった。その姿は白い貴婦人の印象だった。以前ドイツのシーメンス社の工場で見た時よりも、メイクをしたせいなのか近寄りがたい美しさがただよっていた。私は無機物に一目惚れしたのかもしれない。すでに日本で稼働していたのは頭専用機でイギリスからの輸入品で、【EMI＝エミ】と呼ばれていたが【プロトタイプ】ともいわれその姿は美人ではなかった。私はその記念すべき第一号の全身用CT・デルタスキャンにこの40代の患者を選んだ。

時間は20分。頭専用機の半分くらいの時間。その時得られたCT画像は忘れられないものとなった。あたかもアンコの大きい、どら焼きの形をしていた。その時の感激と驚嘆は、初めて検査中のCT画像をイギリスで見たとき以来だった。つまり2年前にCTを発明したイギリスのハンスフィールドに見学を申し込んだ時のこと。そこで第1号機があるロンドン市内の病院にゆき、アンビュロース医師の許可をいただいて見学をした。その患者は世界でやっと80例目だった。水頭症の少年だった。

話を少し戻して、私たちの患者さんはこのままでは仕事を諦めるしかないと言い、将来の生活のため少しでもマヒが良くなるならと強く手術を望まれた。発症からすでに一週間も経過していたが、手術をすれば良くなると信じて手術を決定した。なにしろCTの写真を見ると、血腫自体が『ここは狭いので早く外に出してくれ』、と私にお願いしているように感じた。テレパシーかも。

手術は顕微鏡を使用して脳を傷つけないように血腫の吸引を主な目的とした。術後は患者本人のリハビリに対する積極性もあって、何とか仕事に復帰できるようになったのは驚きでもあった。この手術の成功は私の手術の腕前ではなくCTのおかげなのです、と正直に話した。

『シンクとシンクアバウト』

このことで診断学に及ぼすCT画像の影響に恐れを感じた。なにしろこれまで一生懸命に診断学を勉強してきた私たちの知識が必要なくなるのかと早とちりしたのです。少し前CTのない頃にサンフランシスコ大学の神経眼科・神経内科学の世界の権威と言われたホイト教授のもとでも私は留学をしていた。彼は全米のドクターから「彼は比べる人がいないスーパーだ」と言われるほど診断の答えが出せる人だったのです。

たとえば毎木曜日のカンファレンスで、その場の皆が決定的な診断が出来ないとき

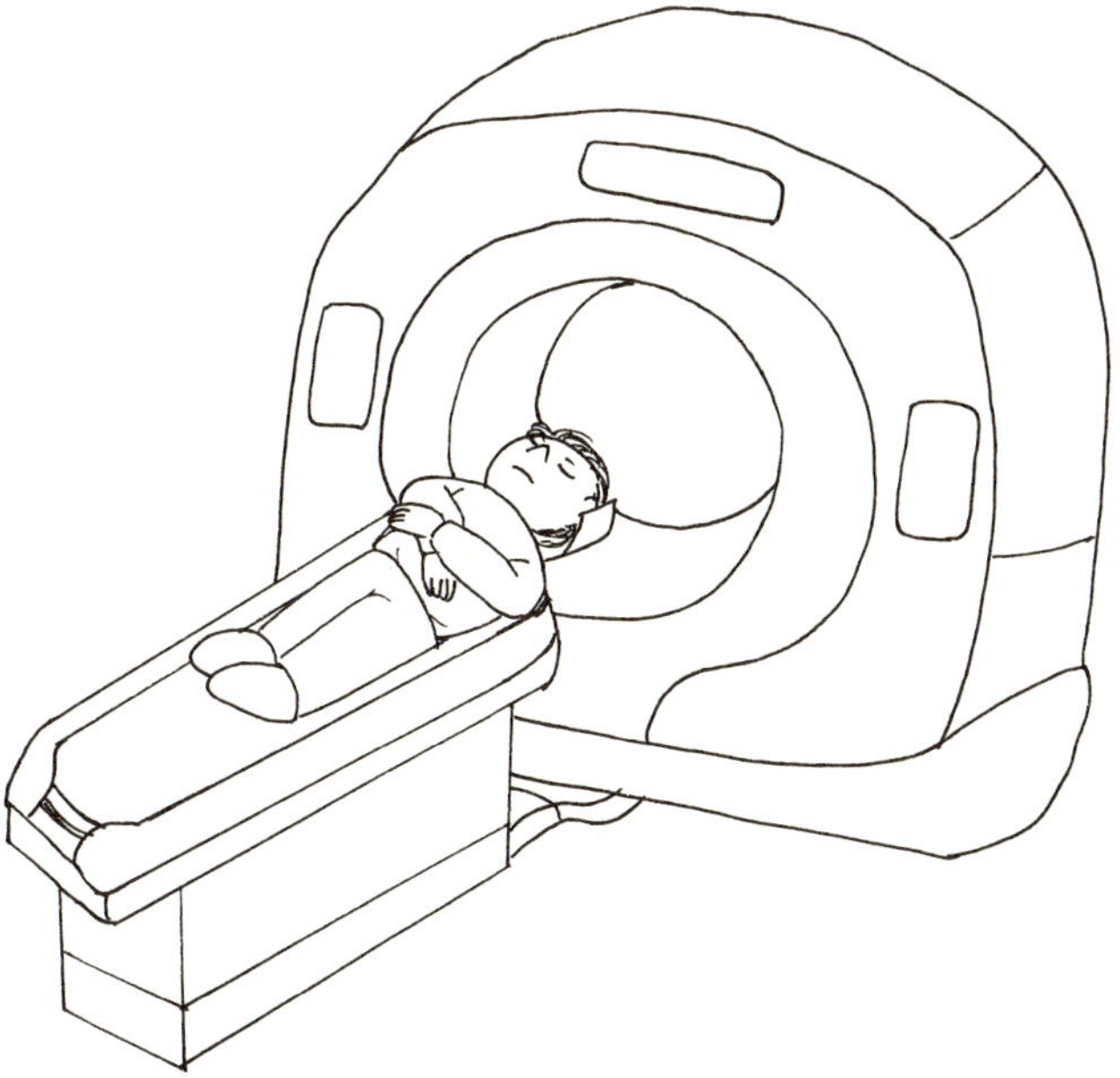

はいつも最後に彼が理論的に答えを導くのが常だった。だからCTが登場しても医師達の尊敬の念は変わらなかった。診断学は奥が深いのです。

幸いにも私はいつも側にいたのでその虎の巻というべき答えを聞くことが出来た。彼曰く、「シンクではなくシンクアバウト」。英語でかけば、「Think」ではなく「Th ｉｎｋ ａｂｏｕｔ」です。意味深です。医学生の頃、口頭試問の時には病理学の飯島宗一教授から、「君たちは考えていると言うが、下手な考え（＝Ｔｈｉｎｋ）休むに似たり」、「同じ休むなら私の口頭試問の前には徹夜はするな」と言われた記憶がある。この頃になって二人の言っていることが同じ意味だとわかる。以後、わたしの座右の銘です。

ここですこしCTについての雑談です。CTの発明によってハンスフィールドはノーベル賞に輝きましたが、あと一歩の所でこの賞を逃した日本の技術者も居たのです。あと一年もあれば日本人がノーベル賞になっていたかも。「残念ですね」、「まだ先進国ではないですから」。

日本にCTの第一号が稼動し始めたのは、東京女子医大の脳外科でイギリスから輸入した頭専用機だった。検査には40分くらいかかりましたがなんとその費用は自費で、10万円でした。何しろCTの値段が5億円と言われていたのですから、有名人や裕福な人だけが受けたのでしょう。当時は保険がきかなかったから。

『田中角栄元首相の一言でCTが大学病院に』

その後故田中首相が「自動車保険の会社が儲かりすぎているのはけしからん。これを使って公的病院にCTを配備するように」との指示で、新潟大学、東京大学など設置されたのです。やはりというべきか国による設置第一号は田中首相の地元の新潟大学でした。そして健康保険でも使えることになって費用も3万円となって、いきおいCTの時代が到来したのです。日本人は世界にさきがけて幸せな医療がうけられるようになった。

田中首相にCTを買うように進言したのは誰かは知らないが、政治的には無関心な私でもこのことでは田中首相はすばらしいと思います。しかしこの頃のCTは、頭専用機でしたので、胸や腹部は検査が出来なかったのです。

そこで登場したのが頭を含めて体全体が検査できる全身用CTです。私はドイツ・シーメンス社に購入交渉に行きましたが、同時期に国産の日立CTが名古屋保健衛生大学に、さらにアメリカからの輸入で関東逓信病院にも設置されたのです。この三つの全身用CTが同時期に設置されたのはとてもおもしろい現象ですが、日本の患者さんにとってはとても良い競争だったのです。その後頭専用機は主役の座を降りていっ

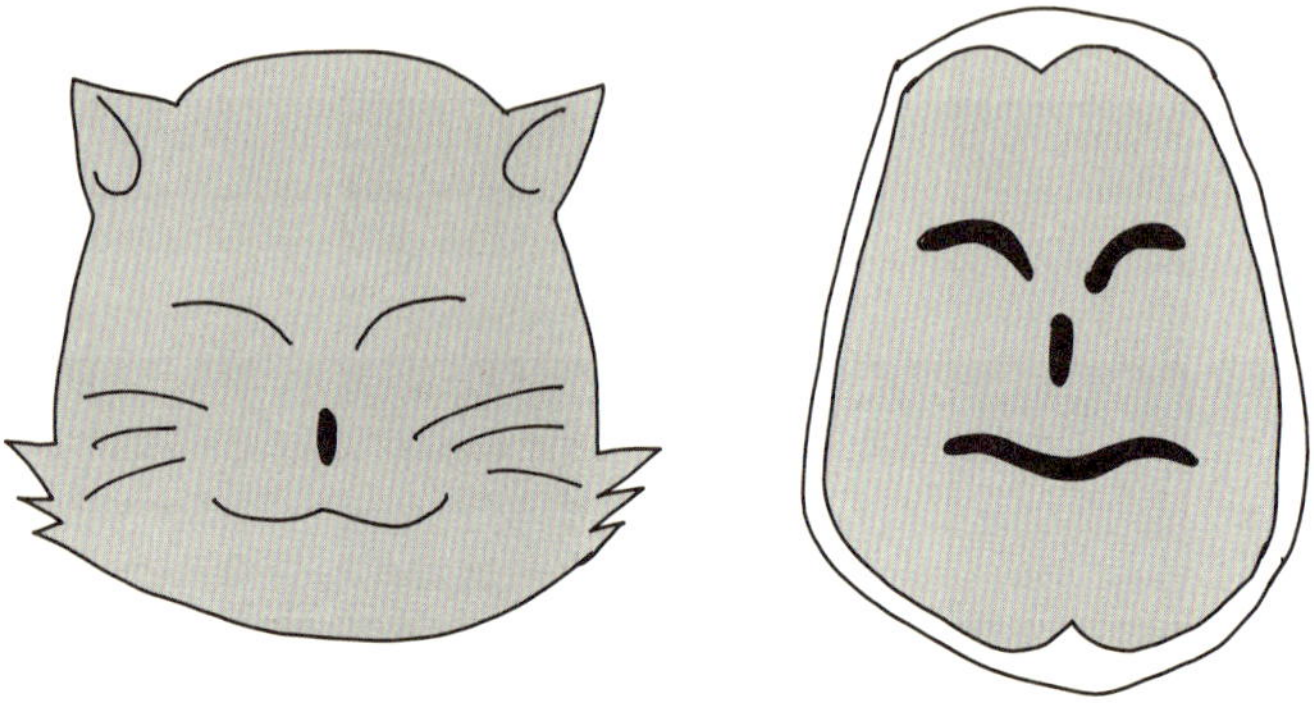

たのです。

『キャットフィーバー』

また、この時期に【キャットフィーバー】の言葉が流行したのを聞いたことがあるでしょうか。英語でいえば【CAT fever】、【ねこ熱】ですね。ちなみに頭の脳の真ん中あたりの断面の写真はあたかもネコの顔に似ているので、私が講演会で「ネコの顔に似ているので、キャット（CAT）といいます」とジョークを言ったことが影響したかもしれません。

CTが登場したときは、CTではなく【CAT】と呼ばれていたのです。発表当時の正式名の【コンピューター・アシステッド・トモグラフィー】の英語の頭文字をとって、【CAT】です。

この頃CTを早く欲しいという医師がその熱望と一緒に熱く勉強したことで、全国的にいや先進国で世界的にブームになったのです。この現象を見たある脳外科医が、【キャットフィーバー、つまり猫熱ですね】と表現したそうですがまさしく至言でした。現在では、日本には世界で一番CTの数が多いのです。

『CTの旧姓』

蛇足ながら、【CAT】はその後の学会で【CT】に変更になったのです。【コンピューテッド・トモグラフィー】と。でも【シーエーティ】というよりも【シーティ】のほうが呼びやすくていいですね。

第5話 昭和44年4月4日

元号が制定されてから【4】の数字が四つ連続することは、知人の物知り博士にきくと殆どないらしく縁起が悪いらしい。この日に東京大学病院で、ある事件が起こったのをご存じですか。この日、東大病院の一角で多人数用の高気圧酸素タンクが爆発したのです。しかも中にいた患者さん二人と医師の二人が犠牲になった。犠牲者数は4人だった。【4】の数字は5個も一致したのです。

こんな偶然は今後もあるのでしょうか。できれば早く忘れてしまいたいことです。原因は修理から当日の朝届けられた眼底カメラの修理不備によるショートで発火したための火災でした。

『**高気圧酸素タンクが大学病院にない理由**』

この事件は新聞などにも大きく取り上げられ管理士の責任者としての犯人捜しで大きな騒ぎになったのです。このときのメディアの追及はきびしく、そのためその後に管理責任者に推された教授はほとんど固辞したのです。

　その頃大学病院や大きな総合病院では、この機械の管理者はこの機械を使用しない麻酔科の担当とされていた。しかし利用者である他の科の医師とのあいだで責任の問題で解決のつかない状態が勃発してなお未解決で存在しています。したがって引き受け手が現れないため、この多人数用の機械の設置が殆ど停止状態ですが、その中では現在名古屋大学、秋田脳研など少ない施設に限られています。そのため、この治療法が全国的に普及しないのです。急性期の脳卒中の治療にとってはとても残念なことです。

　ただ幸いなことに、その事件を教訓にして、より安全な一人用の機械が開発されたのです。そのために、これを設置した脳神経外科の専門病院では治療が出来るところがあるのです。【朗報です】。

　ちなみに私はこの事件で犠牲となった脳外科医の後輩として、その病院に転勤したので詳しく情報を知ることになったのです。

『高気圧酸素タンクが脳梗塞・心筋梗塞に有効』

高気圧酸素治療（ＯＨＰタンク＝オーエッチピー）は脳塞栓・脳梗塞などのほか頭部の重症脳外傷や急性心筋梗塞その他にも効果を発揮してくれるので、急場しのぎの時間稼ぎの意味も含めてとても頼りになる存在です。何しろ血管が詰まると、その先には酸素を運ぶ赤血球の大きさは8ミクロンもあるので通り抜けることは出来なくなりますが、血液の中の血漿と呼ばれる液体は通り抜けが出来るのは、ガッテンしてくれますか。

治療の現場では2気圧の圧をかけた環境で酸素を吸入するので、自然に液体の部分に酸素が沢山溶け込むのです。その結果酸素を沢山含んだ血液のなかの血漿と呼ばれる液体が、血管の閉塞によって酸素欠乏している脳の細胞に酸素を届けてくれるので、しばらくの間は細胞が死なないで待っていてくれるというわけです。

その間に周囲の小さな血管からのバイパスが出来たり、閉塞した血の塊が自然に溶けることが期待できるのです。この死滅せずにしぶとく生きながらえている細胞の領域は、今ではＭＲＩで確認できるのです。酸素を溶かし込んだ日常的な例は、サイダーかコーラの栓を抜くとあわ粒が沢山出来ることと似ている現象と思ってください。

参考までに最近では街の中で、『疲労回復のために高気圧酸素室』を宣伝する看板を見かけることがある。この場合は法律の規制で使用する酸素の圧力がとても低いので治療効果の点ははっきりしませんが別の意味でリラックス出来るかもしれません。

私はこの多人数用の器械を使った治療の経験はないのですが、医療用の他人数用も1人用のタンクも練習の意味から自分で体験したことがあります。一人用の中で横になっているとあたかも森林浴で感じるオゾンに触れた感じがした。

第6話　高気圧酸素治療（OHP）が脳を救う

68才男性。自家営業会社役員。元来壮健、糖尿病も高血圧もなくたまに短時間の不整脈。趣味はゴルフ。ハンディはシングルで7。アマではかなりの腕前と言うこと。

『あのミスタージャイアンツが』

記憶している人も多いと思うが2003年3月4日、アテネ五輪の日本代表監督で多忙であったプロ野球の長嶋監督がめまいを訴えて自家用車で病院に直行した。意識はあるが会話が通じず右半身マヒの状態の脳梗塞で倒れたとメディアが報じた。その時の詳しいデータは公表されることはなかった。ただちに大学病院に転送され点滴治療などを行ったが野球ファンの期待をよそに、10年を経過するまでメディアには登場しなかった。

2013年5月5日、松井秀喜とともに国民栄誉賞を受賞して東京ドームに現れたときに、右足を引きずりながら不自由に話すかつてのミスタージャイアンツの姿に感涙した人が多かった。私はテレビでみながら、残念な気持ちも含めて涙したひとり。

ちょうどその半年後の9月26日。長嶋と同じ年の患者さんが我々の病院に入院してきた。患者さんはまだ残暑の残る青空の日、4人でゴルフを楽しんでいた。いつもの様にランチのとき中ジョッキの生ビールでのどを潤していつもの通りに後半のゴルフに出発した。上がり3ホールの時、ドライバーの飛距離がいつもの270ヤードから210ヤードしか飛ばず、右手のグリップの力が入りにくかった。

その後のアイアンでもいつもの距離が出ず変だなと思ったが最後までプレーした。スコアはいつもより悪かった。帰路は友人の車に同乗した。帰宅して家族がびっこを引きながらつたい歩く姿と話がうまくできない、ことにビックリして救急病院を受診した。その結果、以前から不整脈があり、CTとMRIで左脳梗塞と診断され私たちの病院に紹介されて入院した。

病院に到着したときは、意識はあるが右半身マヒのため、歩くにも一部介助が必要な状態だった。会話はなんとか聞き取れるが、本人は簡単な単語しか満足には話せない状態だった。じつはこの患者さんは私の実兄です。ほとんど長嶋監督状態ではないか、と落胆した。

ＣＴではまだ異常所見はなかったがＭＲＩでは左被殻の前方におよそ４㎝の淡い梗塞が確認できた。ＭＲＡでは一部に血管の閉塞（詰まった）がみられた。マヒの程度は徐々に悪化したので少し焦りました。

その頃はｔ‐ＰＡもない時代で、夜間であったがただちに高気圧酸素治療（ＯＨＰ）を開始した。この高気圧酸素治療は一般の人にはあまり聞き慣れないと思うが、本来は深い海の底で作業して海上に戻ったときに血液中に空気の泡が発生して脳血管の閉塞がおきるので、この時登場する治療法です。脳梗塞で重症な状態となったときの切り札のような治療のキカイです。

『高気圧酸素タンクが劇的な効果を』

最初の三日間はアサ・ユウの二回（保険請求上は一日一回しか請求できない）から開始した。三日目のＯＨＰ治療中、患者さんが右手を拳上しているのが見えたので、この日の終了後に聞いてみたら「手が軽くなったので挙げてみたら出来たので不思議だと思った」。その翌日には「右手が握れた」。さらに翌日には「口と舌のこわばりがとれて、口が軽くなって声が出せたので涙が出るほど嬉しかった」。

その後もOHPタンクの治療中にリハビリを兼ねて右手と声を出す練習をしていた。治療開始から一週間で右半身マヒは90％回復、会話は80％回復したと話していた。その後3日間はリハビリの意味で屋上でゴルフのパターの練習をしていた。入院10日後に自宅退院してリハビリ通院することになった。その時のMRI写真では梗塞の大きさは入院時と比べてみたら、三分の一の大きさに小さくなっていた。このとき私はOHPが有って助かった、と正直思った。このことは少し専門的に言えばペナンブラの部分の脳細胞が死なずに回復したからだと考えられる。

『ペナンブラの秘密』

ここで【ペナンブラ】という言葉について少し説明しておきましょう。ペナンブラとは脳に酸素が行かなくなっても、病気の起こった周辺はいわば仮死状態なので、酸素を少し補えばあとで血流が再開したときには元の状態に戻ることが出来るのです。

たとえば災害で孤立状態になった村落に、ヘリコプターや人海戦術で細々と食料を届けている状態に似ているのです。必ずしも脳に酸素が行かなくなったら直ぐにダメになるのではないのです。ペナンブラは、【救える脳】、そのものなのです。【ガッテン】していただけますか。

『タラ・レバ』

この患者さんはその後三ヶ月からは週一回のゴルフ生活に戻れたのです。何回も「ありがとう、たすかった」と言いながら、ところでゴルフのテレビ番組で、「タラ・レバ」の言葉が使われるのをご存じでしょうか。つまりアマチュアゴルファーがボールを打った後で、「あの時こうしタラ」とか、もしもあそこに池がなけレバ」、とか苦しいいいわけに使う言葉だそうです。「後悔先に立たず」の意味でしょうが、あえて使わせていただくなら、もし長嶋監督が高気圧酸素治療室のある専門病院に搬送されていタラ、と考えた医師もいた。結果は神のみぞ知る、ですが。

第7話 脳卒中患者の楽しい人生

15年前の話になるが、学会であった浜松の医師から「自分も碁打ちだが患者さんが脳卒中で右マヒと会話が不自由になっても左で打てば結構行けるんだよ。五段の人が四段くらいに落ちるけど」と話を聞いたことがある。

四年前、60代後半の男性が右マヒで口もきけない状態で入院してきた。CTとMRIの結果左脳（中大脳動脈の領域）の梗塞があった。発症から2時間くらいだったので、一時夢の薬とまで騒がれた、t-PAの点滴注射をしたが残念ながら改善しなかった。

その後安定期になって患者さんがベッドで囲碁の本ばかりをみているので、「本が読めるんですか」と聞いたら、「いや、絵だけ」と簡単に答えた。「病気する前は何段だった」と聞いたら左指で五本を出したので、五段だとわかった。

私はへぼ碁だが一応日本棋院の三段の免状を持っているので勝負した。私が黒（弱い方が持つ）で始めて見事に負けた。私が免状よりも弱いのか、浜松の先生の話が本当なのか、疑問です。

考えてみれば囲碁は白石と黒石の区別と大局的な判断が出来れば可能なのでおそらく本当のことだと思います。医学的には左脳は文字や計算や言葉を話す理解する等の機能があり、これとは反対に右脳は色や形、絵や全体的な判断などをする機能があるのです。

そこで囲碁ではときには悪意のないマチガイがあります。60代の男性で車イスの人と対談したとき、視野にも一部見えないところがあるようで【アタリ】でないのに私の石を取ろうとしたことがあった。「それは違いますよ」と手振りも交えて話すと、「ゴメン」と。このことをごまかし、と言うようでは医者失格です。相手は人の良さそうな笑顔で居るのですから。

『将棋と囲碁の違い』

ただし将棋はそうはいかないでしょう。なにしろ将棋の駒に書かれた文字の意味とその動きと働きを知ることは左脳の守備範囲なので、ここに障害があると出来ないのです。この患者さんの趣味が将棋でなく囲碁だったことが人生の楽しみを奪われなく

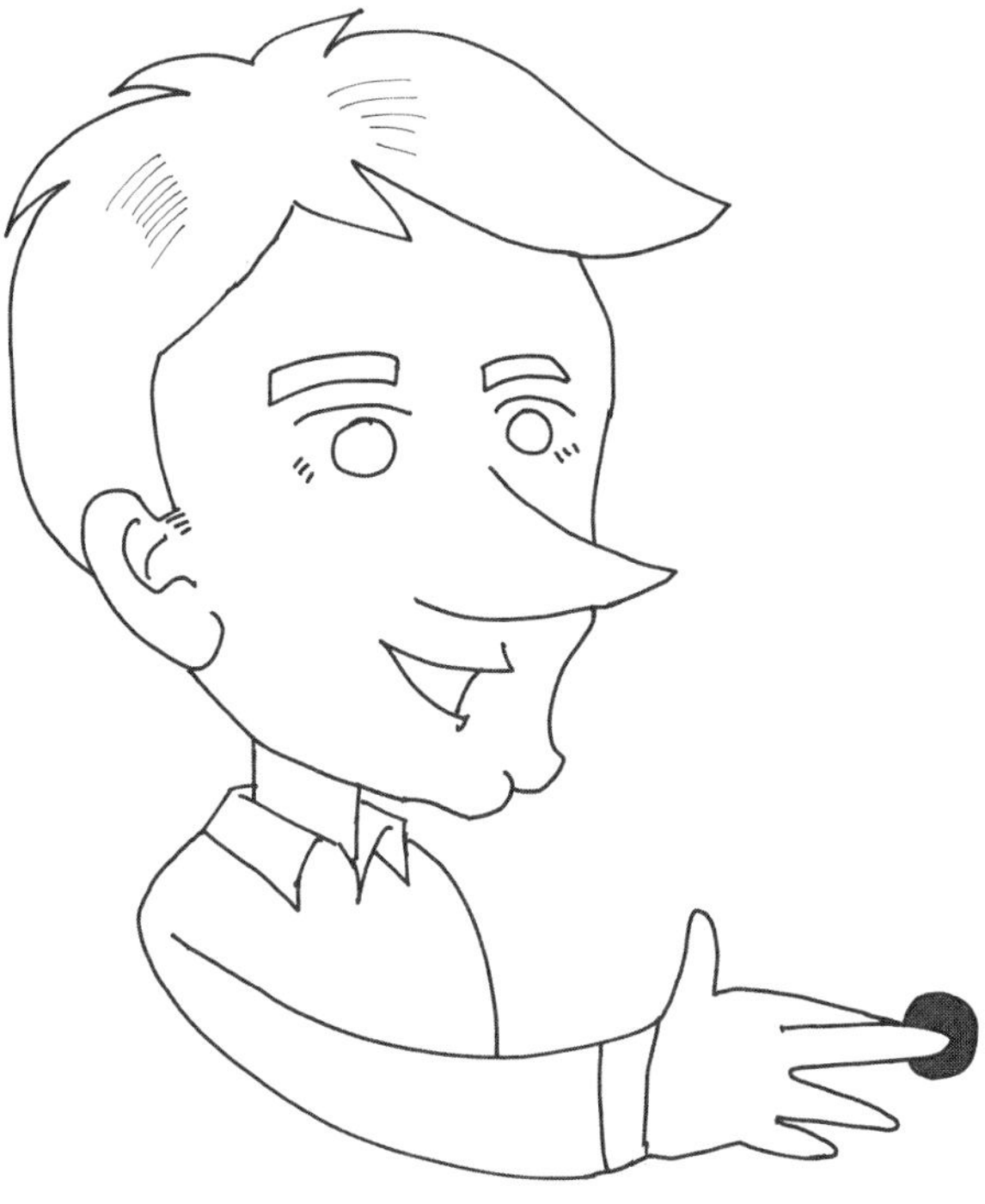

て済んだのです。私は小学校では将棋をしていた。私の育った人口六千人の小さな町は、歌で有名な【王将】の歌詞に登場する【坂田三吉】と同じような人生を送った【升田幸三名人】の故郷だった影響で将棋が盛んでした。

薄幸の彼が、やっと将棋名人になった時に【故郷に錦を飾る】ために鈍行のSL列車で帰郷したときには、多くの人たちに混ざって見物した。それがきっかけで将棋を始めた。その後子供ながら将棋が強くなって相手を探すのが難しくなって自然にやめた。

大学からは囲碁を始め、あまり上達せずに一時足が遠のいていたが、子供に人気のあった連載漫画、【ヒカルの碁】のシリーズをみて再び囲碁を始めた。今でも時折、東京・市ヶ谷の日本棋院でおこなう他流試合は悲喜こもごもです。

『左手でも囲碁はできるが』

試しに左手で囲碁をやってみたけど集中が出来ずに成績は完敗つまり【中押し負け】でした。しかしワンランク下げれば十分出来る気がします。やむなく左手でする場合、

右脳の働きでは全体の形や模様から判断する形勢などが可能なので、左の脳で計算が出来なくてもおよその優劣は判断できるので実践でも困らないのです。例えば絵画の鑑賞や音楽なども右の脳が優先的にしている事は皆さんご存じのことでしょう。

これからも時々は勝敗が気にならないときには、右脳を使うために左手で囲碁をしようと思っています。ただし相手にばれないように。

考えるまでもないことですが脳の病気で右と左で比べると、普通に考えれば左の脳がやられる確率は50%だからです。厳密に言えば、55〜60%という人もいます。つまり心臓からの血栓が脳の方向に押し流される場合には、左の方に流れやすいような血管の作りになっているからです。

いずれにせよ残り物に福があるのですから、右脳を使わない手はありません。そのためには今から少し練習を。また日本棋院には私がいく度に、車いすで囲碁を楽しんでいる人が何人かいるのです。結構強い人も見かけます。

プロと違うのですから、必ずしも強い人が人気者というわけではありませんが。ちなみに勝負事ではその人の性格が表れると言いますが、ゴルフだけでなく囲碁でもまさしくその通りです。せっかち、大言壮語、温厚、紳士的、多言、無言、後悔、などなど。【囲碁は人生そのもの】といえば大言壮語のたぐいでしょうか。

先日、日本棋院であまり日本語が話せないフランスのひとと囲碁をしてみました。ゲームは殆ど支障はないのですが会話が進まず、少しだけ物足りない気がしただけで囲碁は勝ったので楽しかったです。

『スウェーデン人のジョーク』

また別の日にスウェーデンの研究職の若い人と対戦した。勝負は私の負けでしたが、「スウェーデンにはこのような碁会所が有るのか?」。「全然無いので自分はインターネットでやっている。だからこうして実際に碁石を【ストーン】と置く感触がとても楽しいです」。これが【ストーン＝ＳＴＯＮＥ＝碁石】のジョークだと直ぐには判らなかった。

右マヒ、失語になったときの囲碁のメリットについて話そうと思ったが初対面だし、やっとジョークだと判ったのでタイミングが合わずに、「シーユーアゲイン」と言った。

『ボケ防止』

最後にもう一つ。最近日本棋院で知り合いになった人。理由は彼が「これを」と差し出す自販機で買った【おーいお茶】のペットボトル。それほど親しかったっけ?兎も角ありがたくいただいて少し話をしてみた。

いわく、「自分はもう会社を引退してもいい年だけど、友人の社長から、引退するとボケるといわれ、ボケ防止のために囲碁に来ている、勝ち負けは関係ない」。この人は自分で脳を救っているヒトなのでしょう。

『岡目八目』

たしかに彼の打っている囲碁を周りで見ていると、かなりおおらかで四方に隙があるようだ。しかしこれは【岡目八目】という有名な囲碁のことわざ通りなのかもしれない。つまり周りで見ていれば冷静にかつ全体が見られるので、実力が同じなら熱くなっている当事者よりも強いということ。

最終的には、【囲碁の勝負で八個の石】が残るぐらい、実力が上の人と同じ判断が出来るということです。げに至言です。囲碁以外でも忘れずにいたい。

第8話　メマイで小脳出血、ヒヤリ

10年ほど前の患者さん。「今起きてからメマイがして心配」といって救急車で来院した70代の男性。歩き方も普通で眼球の動きもよく、初診医の私は「何でもなさそうだが救急車で来るほどだから」、と思いCTを行った。その結果、右小脳に大きさ1センチ弱の出血があったのです。血圧も160前後でとりあえず、安静治療が必要なため入院とした。患者さんは不思議にも「よかった」と喜んでいたのです。

幸いにもその後の経過は順調で5日後には退院となった。この事で私は、うっかりしてCTせずに帰していたら誤診したかもと考え、身震いした。

この時の救急隊長さんは私の心のフルエをお見通しだったかもしれない。チャンスがあったら一度聞いてみたいと思った。さらにこのような患者さんにCTをせずに小さな脳出血の診断が出来るだろうか。自問自答したが疑問符を残したままだった。

【最後に診た医者が名医となる】というブラックジョークのような話だと言われそうですね。CTの無かった時代は別にして……。

第9話 脳外科手術の救世主……ヤサーギル

私が関東逓信病院（現在のＮＴＴ）の脳外科で勤務していた頃、電信電話公社の重役の奥さんがくも膜下出血のため入院してきて私が主治医となった。まだＣＴも手術中のモニターテレビもない頃でした。動脈瘤は前交通動脈瘤（医学用語ですみません。言い換えが難しいので）で脳の奥深い場所でした。

手術はもちろん桑原部長が執刀したが「クリップする前に動脈瘤の顔を見させてください」、とお願いしたところ手術中に助手の私には脳の表面しか見えていない時急に「ほら見ろ、奥の方に見えるだろう」、その間およそ一分間。

『吸引管の音で知る世界』

その時の印象は、暗闇のなかで全く何も見えず見当がつかなかった。その時代は動脈瘤にクリップの手術が出来る医師は関東地区で二から三人と言われていたので、友人の脳外科医からは「クリップを見せてもらって運がよかったね」といわれたが肝心の所の画像の記憶はなかったのです。

このようなことはその時代ではごく一般的なことで、ある東北の有名な教授の手術を見学に行ったときの彼のセリフ。「助手は術者の使う吸引管の音で想像できるまでは一人前ではない」。今では無形文化財を考えるような事です。古き良き時代の有名なセリフです。

それから二年、脳の手術とくに脳動脈瘤を根本的に治療する方法として、破裂するキケンのある動脈瘤の首根っこにクリップすることが理想とされ、この困難な手術をスイス・チューリッヒ大学のヤサーギルがやっていると国際脳神経学会で発表があった。

ちなみにヤサーギル教授が有名だった理由は、世界で初めて脳の手術・とくに脳動脈瘤に手術用顕微鏡（一般的にマイクロという）を使って、とてもきれいな手術の動画を学会発表したからです。

『マイクロ手術の登場』

それまでの脳の手術は、モニターテレビでリアルタイムに見ることは出来なかったことを、現在の脳外科医は想像できるでしょうか。この技術でそれまで手術が困難であった多くの患者さんの脳と人生が救われる時代が到来したのです。そのため世界各国の多くの脳外科医はこの技術を学ぶためにスイス・チューリッヒ詣でをしたのです。わたしも。

雑談ながら、その頃スイスでは人口増加を解消するため国外への移民政策を始めていた。ところが彼はトルコの国籍のため数年以内にスイスを去らなければいけなかったのです。但し例外として医学部の教授にはこの法律は適応されないと分かった。そこで彼の能力を高く評価していた恩師のクライエンビュール教授は、全く新しい手術法の開発を指示したのです。このすばらしい指導力を現在でも【彼は巨星】だと評価するのです。それが手術用顕微鏡を使った、いわゆるマイクロ手術だったのです。

それらのなかでも、水の中でも出血した血管を電子レンジの原理で血を止める機械（バイポーラーという）や手術中に頭部が動かないように固定できる【3点固定器】など、脳動脈瘤を根本的に治療できる方法を考案したのです。

それまではガムテープのようなもので頭をぐるぐる巻きにして手術台に固定して動かないようにしていたが、少しぐらいの頭の動きは問題にならなかった時代だからガマンするしかなかった。

しかしマイクロ手術では顕微鏡で20倍近くも拡大して見るのですから、以前の1センチの動きは20センチになるので見ている視野から外れてしまって手術が出来るはずがないのです。このような準備が有れば安全にクリッピングが出来るのです。その時に使うクリップはもちろん【ヤサーギルクリップ】で現在でも主流なのです。

この功績で彼はスイスの永住権を与えられた。

第10話 脳外科手術の明治維新……ガイアの夜明け

ここで手術用顕微鏡手術について少し説明したい。単にマイクロ手術とも言う。

こんな時代に東大病院に移動した私は、ヤサーギルの開発した手術用顕微鏡手術（今ではマイクロ手術ということが多い）で当時の佐野教授の手術の助手をした。この時に見たマイクロの手術の場面は目からウロコの例えだった。

つまりマイクロを通した光りできれいに照射された手術野は実物の10から20倍くらいに拡大されて細かいところまできれいに見えた。しかも付属のテレビモニターでも見ることが出来た。何という時代の到来なのだ。このとき不遜にも、「こんなに大きく拡大して光りできれいに見えるなら、僕にも出来るはず」、と考えてしまった。

そこで私たちは先輩の手伝いをして、ヤサーギル教授を招聘してマイクロ手術の基本技術の講義と実習を順天堂大学で企画実施した。全国から手術用顕微鏡をかき集めたが、その殆どが眼科用と耳鼻科用で脳外科用は業者の用意したほんの数個であった。

全国から脳外科医が大勢集まったため、盛況であったが機械に触れずに見学に甘んじた人もいた。

この講習会の後から全国的に脳外科のマイクロ手術が画期的に進歩した。このことは日本では安全な脳の手術が当たり前になる夜明けだった。すなわち救える脳が画期的に増えたのです。この感動を経験できなかった若い脳外科医師はある意味残念な気持ちで居るかもしれない。

極論が許されるならば、脳外科にとっての明治維新だったのかもしれない。

第11話 立体写真で見ながら手術、初めての経験

東大病院にいた頃の患者さんで、新潟県佐渡島から上京して栄養士として勤務していた我慢強いはずの彼女が、頭痛で来院した。カテーテルを使ったセルジンガー法による脳血管撮影の結果は脳動脈瘤で当時では難しいとされていた前頭部の下面の動脈瘤であった。

ところが動脈瘤の周囲には細いが重要な血管が密集している画像であった。教授回診では手術する意見としない意見があった。

主治医の私はある提案をした。自分の研究課題の一つで、脳血管撮影の画像を立体写真に加工できて、それぞれの血管の絡み方やスペースが判ったら手術は安心して出来るのでは、と提案したら教授が「それは手術中でも見られるのですか」。「はい、私の方法は凸版印刷と共同で考案した方法でレンチキュラーレンズ方式と言って、特別なメガネは必要ないのです」。この方式の絵はがきは遥か昔から存在しているけれども、医学写真用に特別に立体感を強調して応用したのが今回研究しているものです。

『メガネがいらないレンチキュラー・レンズ方式』

この患者さんは手術中にステレオ（立体）写真を教授と一緒に見ながら手術をしたので、手術がうまくいったのです。偶然、手術後の入浴中の教授と裸のつきあいになって緊張したが、「きみ、あれは良いよ」と言われ忘れられない記憶となったのです。

この方式について脳外科の学会で発表した際、驚きのことを発見した。つまりこのテーマの発表が4つも同時にあったのです。ただし発表の内容は別々の方式によるものでした。しかしこのテーマの発表はその前後の学会で何年もの間、全く発表はなかったのです。世の中には不思議なことがあるものですね。

ところでこの患者さんは病気で里心が出たのか2年後、郷里の佐渡島に職を得たので帰郷した。新潟美人でとても優しい人だったので、まもなく良縁に恵まれ結婚式の写真と佐渡島の絵はがきを頂いた。

『若者の3Dテレビゲーム』

その頃の研究会のメンバーには国立ガンセンター、ソニー、NHKなどからの研究者がいて、その後の立体ホログラムや立体テレビの発展につながった。さらには血管撮影のコマ切りの沢山の写真をモニター画面上でローテーションして動かすことで出来る、疑似立体の動画写真がいまでは普通に見ることが出来ます。更に言えば若者達がゲームセンターで遊ぶ、３Ｄテレビゲーム、も同じ立体の画像です。やはり立体は臨場感があって楽しいのは手術でも同じです。

第12話 東大脳血管グループでも始まったセルジンガー法

ところでセルジンガー法について説明します。それまでの脳血管の検査は直接首の頸動脈に太い針を刺して、造影剤を手で注入していた。ところがこの方法では針から血管の外に造影剤が漏れることが問題でした。その解決方法として足の付け根の太い動脈にカテーテル（細長く柔らかい管）を入れ、これを首の近くの目的の血管に導いて造影剤を注入する方式なので漏れが無く安全なのです。

東大病院にいた頃、脳血管撮影の方法は首の頸動脈に直接刺して造影剤を10ccほど、手で注入しながらレントゲン撮影する方式だった。その検査の時に患者さんが動いたりして造影剤が血管の外に漏れて中止することが少なくなかった。

その検査は経験の少ない若い医師の担当なので動くのは患者さんのせいと言ったがそんなことはありません。痛いから動くのです。そこで部長と二人で、これからはなるべくセルジンガー法で行うと決めた。

ところがその当時は脳血管撮影のカテーテルが殆どなかったため、私がキーファ

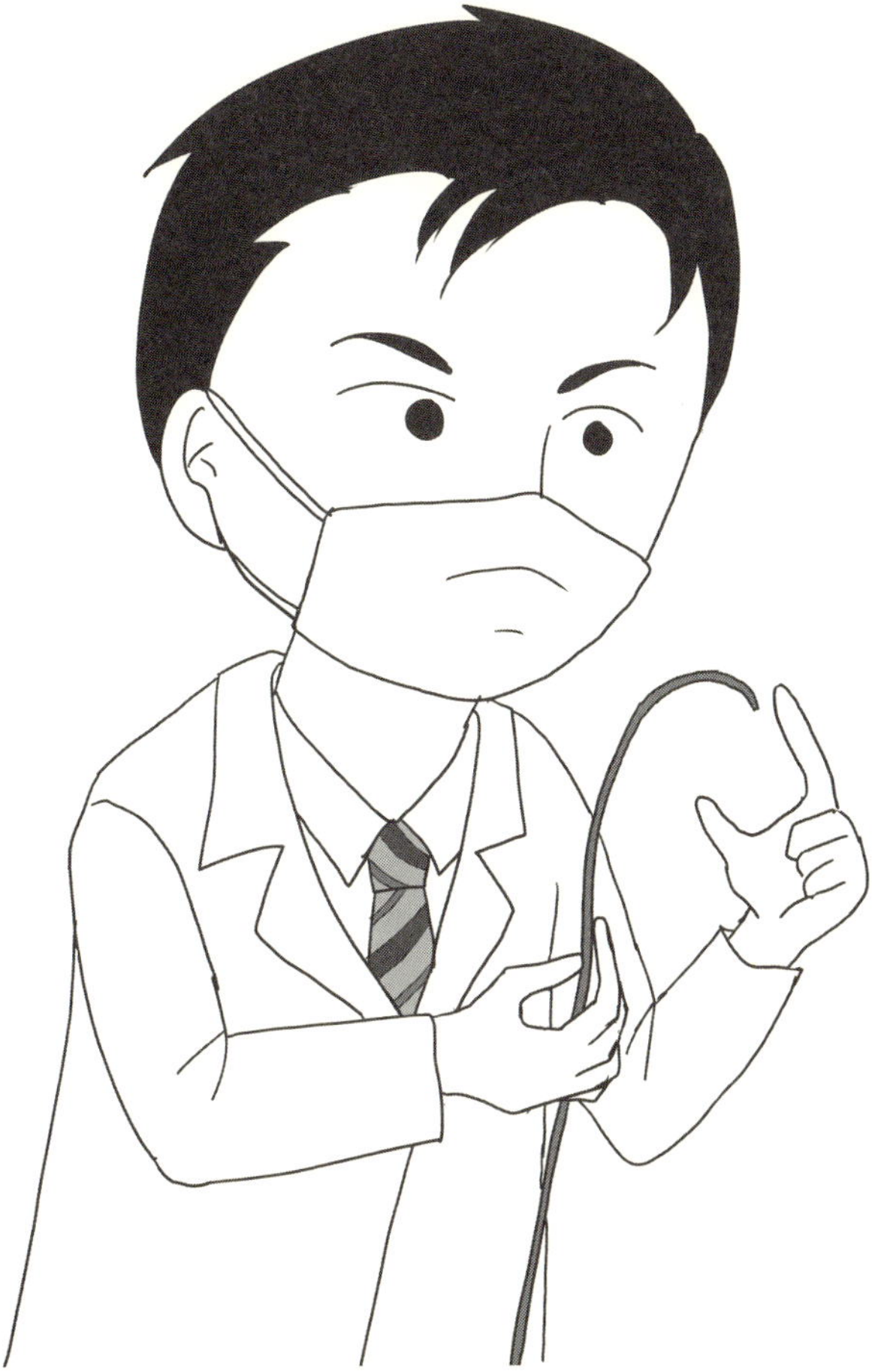

ー・カテーテルの束を購入して一本ずつ手作業で作成した。それらを携えて東大脳外科の関連病院に出向いてセルジンガー法を指導して回り、次第に脳血管撮影による副作用を防ぐことが出来た。

この作業は数年の後、消毒済みで成形されたカテーテルを購入する時代になった後は不要な技術となった。その頃世界の多くの大学病院ではセルジンガー法による検査法が発展しつつあったのです。

その状況下で私はアメリカ・サンフランシスコ大学のニュートン教授のもとに留学することになった。さらにニュートンの兄弟子グレイツ教授のいるカロリンスカにも短期留学した。彼は自分の名前の意味が「グレイツ＝かみなり」だと言ったがとても優しい人でした。

ちなみにスウェーデンのカロリンスカ大学はノーベル賞を選考する大学として有名です。またセルジンガー検査をするときに血液を固まらなくするヘバリン（＝蛇の毒）はこの大学で発見されたとも教えて貰った。

『ガンマーナイフは売れるか』

ついでながら、ある時グレイツ教授が私に尋ねた。「自分が発明したガンマーナイフは日本で売れるだろうか?」。このガンマーナイフというのは頭にかぶる大きなヘルメットの様なもので、沢山の穴にコバルトが挿入してあり、ガンマー線という放射線を集中することで脳腫瘍などを治療する機械です。

私は「広島・長崎に原爆を受けたので日本人は放射線と聞くと怖がるので難しいかも」とつれなく返事をした。後になって世界的な先生に、なんと失礼なことを、と反省した。ちみに現在では経済的に恵まれた総合病院にあり、脳腫瘍などに保険診療が出来る。

セルジンガーの追加話を一つ。その頃日本でもセルジンガー(血管カテーテル)法を、全国に広めようと東大の先輩と一緒に計画した。そこでニュートン教授の集中講義をサンフランシスコで行うことにした。この時は飛行機をチャーターして総勢200人くらいが参加した。これを機に日本でも神経放射線科が発達したので、大病院では脳外科医がセルジンガー検査をするのが減ったと苦情を言われることもあったが、格好をつけて「脳を救うためです」と言った。

後日忠告を受けた。チャーター機が事故して沢山の脳外科医が死傷すると日本の脳外科が消滅することになるので、分割すべきだったと。そういえばプロ野球や大相撲でも同じ考えから一つの飛行機で移動しないらしい。

第13話 ガマン強いだけが良いことか

最近の患者さん。40代前半の男性。営業で東名高速を走行中、急にメマイと軽い頭痛があったので、路肩に車を止めて一時間ほど休んでいたら楽になったのでそのまま直帰した。翌日、頭痛は残ったが、メマイはなくガマンできるくらいだったのでいつもの通り出勤した。それきり仕事が忙しく、忘れていた。

一週間後に友人がくも膜下出血で倒れたので見舞いに行ったとき、一緒に行った友達と「俺たちも働き盛りで忙しいから脳ドックくらいは受けた方が良いよな」と話したのが気になって妻に何気なく話をした。

私の外来に来たのはそれから3日後だった。CTでは異常がなかったが検査を追加した。注射をしなくても脳の血管が見えるMRAの検査では、左コメカミの処に4ミリくらいの動脈瘤を発見した。おそらくこれが第一回目の小さな出血をしたのだと考えた。つまり珍しく軽いくも膜下出血です。

『妻が即決した』

このような予兆が必ずあるわけではありません。「幸いでしたね、このくらいで見つかって」と私。二人の子供を抱えていた妻が、「直ぐに手術をしてください」と即答した。患者さんが答える前に。

手術をしてみたらその周囲に最近出血した血液があり、これを吸引管で除去すると目的の動脈瘤が現れた。動脈瘤は薄い膜状でその風船型の一部にゴマ粒大の大きさで、真っ赤に見える斑点が拍動のたびに真っ赤と薄赤に色が変わっていて、放置しておけば直ぐにも破裂すると確信した。

ここでかねて用意した小さなチタンクリップで首根っこを挟んで終了した。ちなみにチタン製のクリップは一生、脳の中にあっても全く心配ない金属です。ちなみにチタンは戦略物質で、日本では採れず輸入品です。堅くて軽く腐食など化学変化もないので手術器具にも多く使われていて、箸より重い物を持ったことがない医師には好評でしょう。さらにチタン製のクリップは、病院でのMRI検査や空港での金属検査でも何も問題もないので有りがたいことです。

『クリップとは』

ここで一度クリップについてもう少し説明してみましょう。特殊な道具（カンシといいます）でクリップの根っこの部分を挟むとクリップが開き、ゆるめて離せばクリップのバネで強く閉じる仕掛けになっているのです。したがって開いた状態でクリップを動脈瘤の首根っこを外から挟むように、挿入してバネを閉じれば完成です。

手術後に患者さんと奥さんに手術ビデオを見せたら、奥さんは「コワイ、見たくない」と手で顔を覆った。本人はとても涼しい顔でしたが、もちろん手術の場所の髪の毛は剃らない無剃毛の方式で、ガーゼも当てない無ガーゼ方式だった。

患者さんは翌日の午後からは一人でトイレにも行き食事も自分でしていた。「これで安心してまた働けますね」。「これで家のローンや子供達の将来が安心できます」、とは奥さんの話。

第14話 搬送中に再破裂を予防する

60代の女性。誰かが、「マグロが倒れている」と思わず叫んだ。このセリフは覚えている。以前一緒に勤務していたときのナースが、顔や手から血だらけの出血した救急患者さんを見たときに急に静かになったのでそのナースを名前で呼んだら床に横になっていたのです。

ナースになって初めての経験だったのでしょう、【大和ナデシコ】のたとえです。この体型の患者さんは意識がなくなると、呼吸状態が悪く嘔吐しやすいので要注意です。

この患者さんは、夕方買い物から帰宅した状態で倒れているのを、同居の嫁さんが発見した。左半身マヒで意識がなく周りに嘔吐物があった状態。

『肥満と下顎保持と良質なネーザル・エアウエイ』

いわゆるカエル腹の体型の人は呼吸状態が悪く、とくに空気を吸うときに殆ど胸部

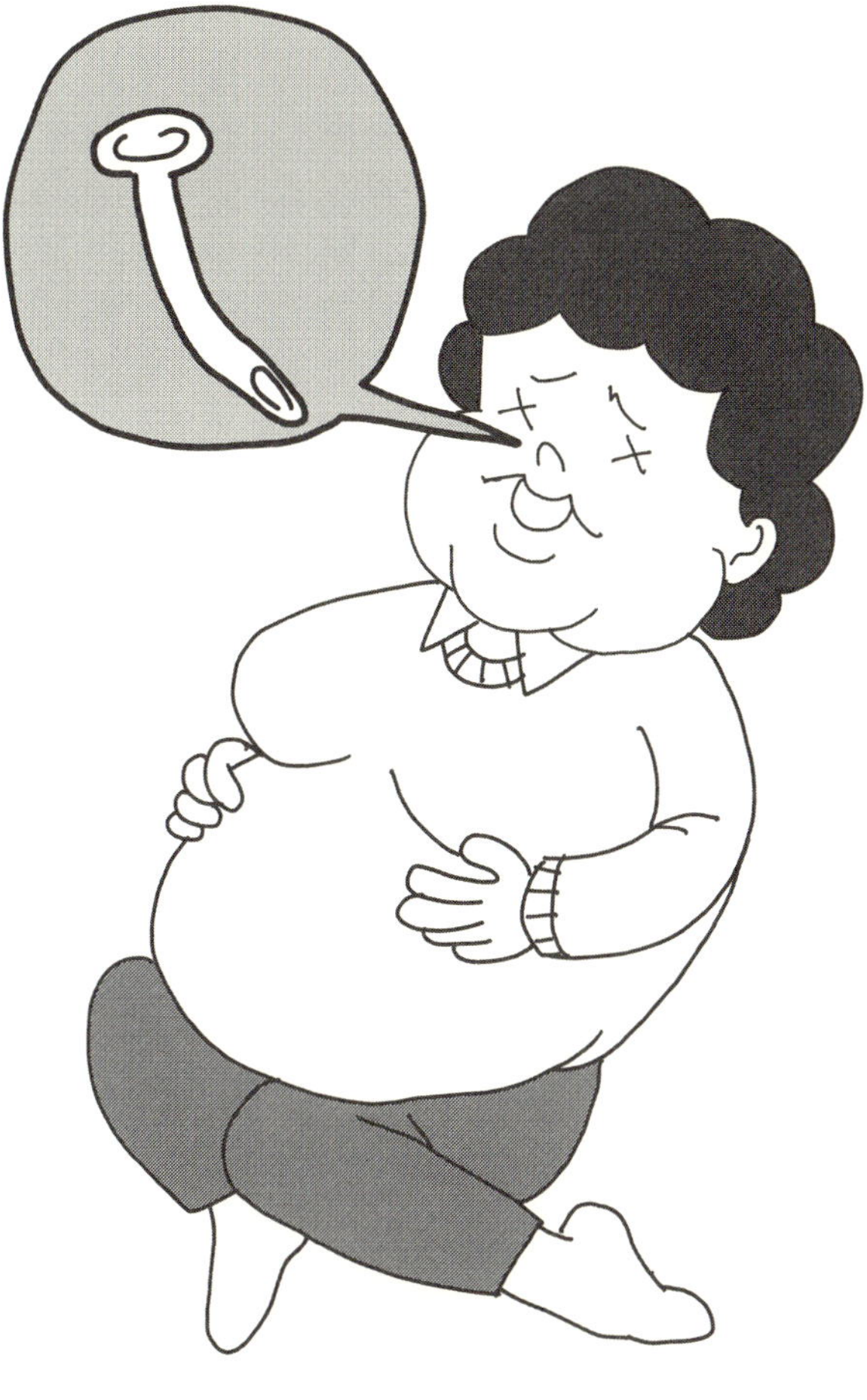

が持ち上がらず胸に空気が入らない状態になりやすいのです。血圧も240。以前救急隊の勉強会で肥満の患者では下顎保持が難しく効果が少ない場合がよくあるのです。その時のとっておきの方法として教えた特別なネーザル・エアウエイ（輸入品が良質）は、キケンがないのでこれを挿入したら呼吸が楽になり血圧も160まで下がった。劇的な変化です。これでとりあえず安心。

CTの結果、この人も典型的なくも膜下出血でした。ただちに救急手術でクリッピングが出来たのです。その後の経過も良かったがこの患者さんの脳を救ったのは時期を得たネーザル・エアウエイの技術だったと思っている。

退院後の外来で患者さんと家族が、「ここに運んでくれたから私は助かった。その時の救急隊の人のお名前を教えてください」。時々このような質問があります。私は「それは良いことです。隊員の個人の名前は分かりませんが、救急隊の名前は分かります」と言って教えています。お互い良い仕事をしているなと感じます。

第15話 脳ドックで4ミリの発見の悲劇と顛末

最近の話を一つ。1月の金曜日の午後。40代後半の男女二人が初診で来院した。一週間前からの頭痛でホームページを見て来院とのこと。二人は兄妹で、彼らの長兄が2年前、東京の総合病院の脳ドックで未破裂脳動脈瘤が見つかったが「大きさが4ミリなのでガイドラインで決まってるのでこのまま定期的にMRI・MRAで検査をして、大きくなったら手術をしましょう」と医師から言われた。その後年二回のMRAの検査では「脳動脈瘤は変化がないので安心してください」、といわれた。それから一ヶ月後、仕事が多忙となってストレスが増加したが残業も以前と変わりなかった。

ある日の午後、仕事中急に頭痛と吐き気さらに意識がやや混濁したので、職場の仲間に助けられて救急車で脳ドックを受けた病院を受診した。CTの検査の結果、典型的なくも膜下出血で、脳ドックで指摘されていた脳動脈瘤の破裂だった。救急手術で救命は出来たが後遺症が残っていて復職できずにいるとのこと。

しかるにその病院で医師から、「脳動脈瘤は遺伝による病気ではないが家族には多

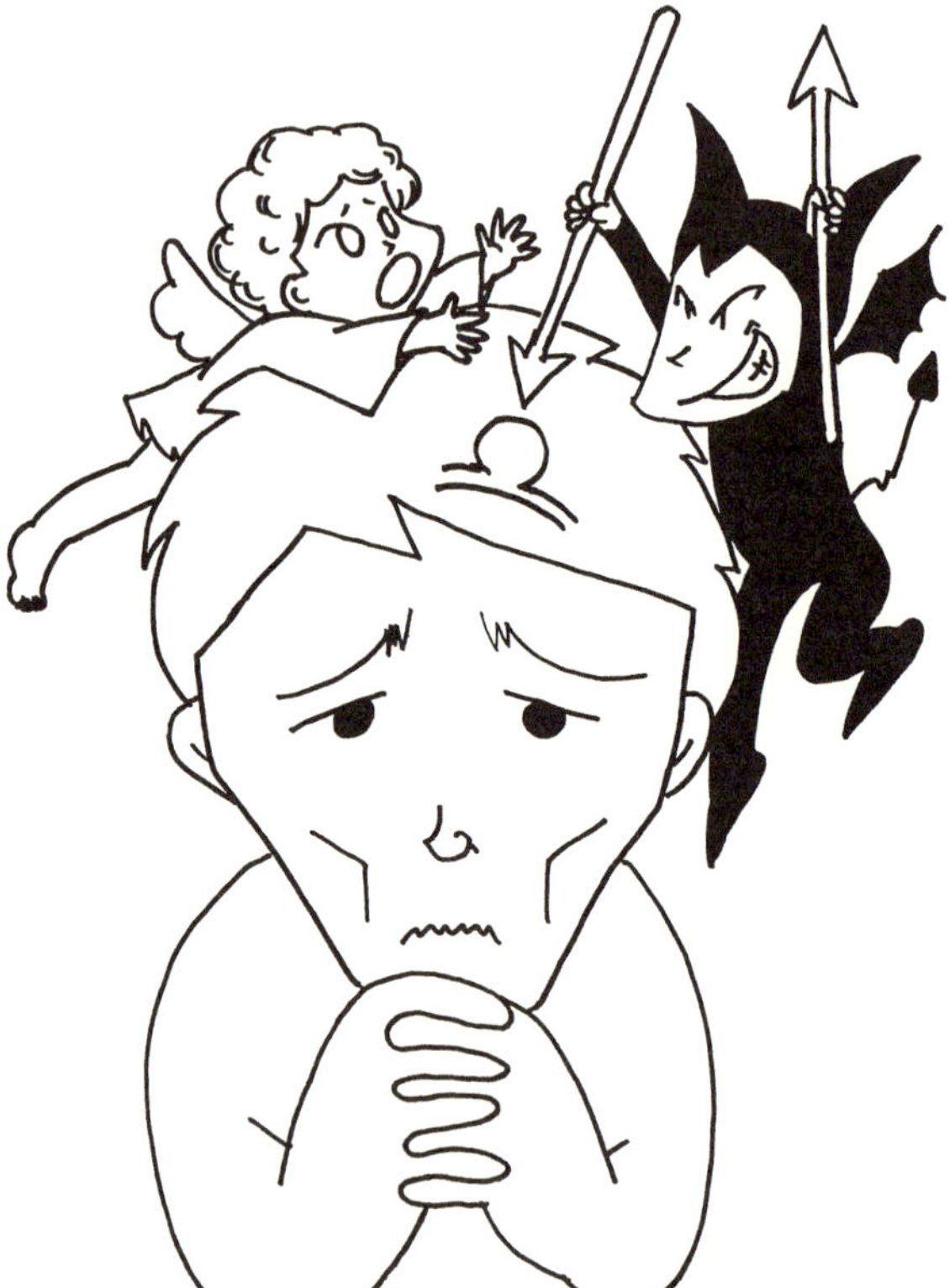

く見つかるので脳ドックをした方がいい」と勧められたが返事は出来はしなかった。知人に相談したらその家族が私たちの病院に入院したことがあって、ホームページで確認して来院した、とのこと。

『先生は自分に4ミリの脳動脈瘤が見つかったらどうしますか？』

問題はその二人の内の兄の方が来週にはベトナムに出張するとの事情があったので、MRIとMRAを当日実施して翌日結果を説明した。幸いにも二人とも全く問題のない結果であった。

その時二人から質問された。その時の言葉は今でも記憶に残っている。「先生は自分が4ミリの脳動脈瘤が見つかったらどうしますか？」。「私は大きさだけでは決めたくない。大きさが3から4ミリでも、動脈瘤の場所が特別難しいところでなければ、開頭クリッピングを受けたいです。

『時限爆弾を忘れたい』

そして手術後は動脈瘤という時限爆弾を忘れて何の心配もせずに仕事や趣味を楽し

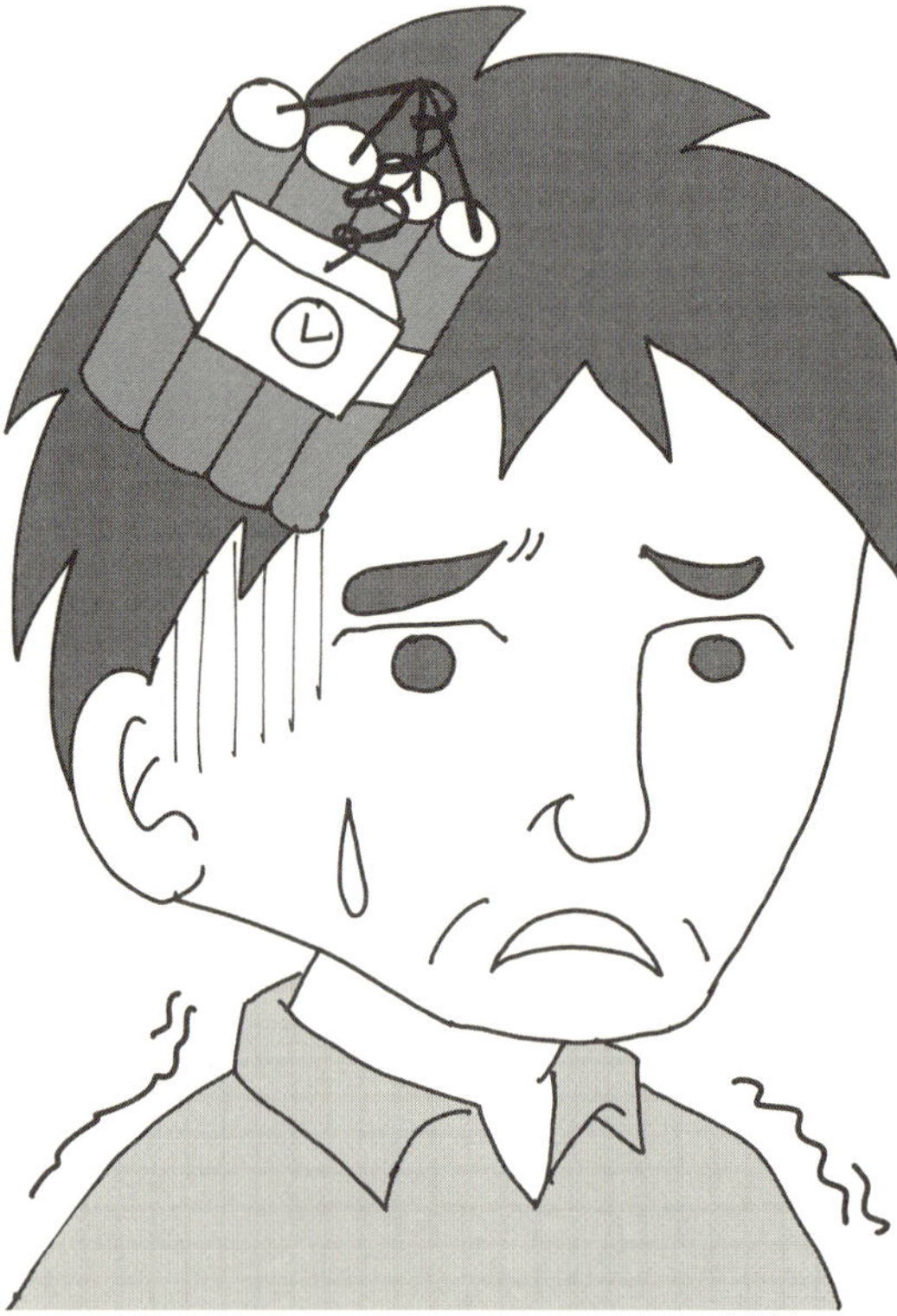

む人生にしたいです。自分は心配性なのでおそらく眠れなくて、うつ病になるかもしれないから」。

今の私の病院では頭髪も剃らず手術後にガーゼも当てないので、知人には手術のことは話さず旅行鞄だけを持って「十日間ばかし旅行に行ってきます」と。もちろん手術後に薬も必要ないので通院の必要もないのです。くだんの兄妹が長兄のいた病院で勧められた脳ドックをするのに、わざわざ遠方の私の病院に来た理由がなんとなく想像できたのです。

「先生の中には色々違った考えの人がいるのですね。自分の人生を守るにはセカンドオピニオンしかないのですか?」。「セカンドオピニオンだけの問題でなくて、信頼できる医師との出会いが大事でしょう。お互いの目を見て話すのも大事です」。

『瘤(こぶ)の壁の薄さを知りたい　神のみぞ知る』

ところで動脈瘤を手術する場合の話をしましょう。1から2ミリの小さなものを別にすれば、3から4ミリの中くらいのものは手術としては易しく安全性が高いのです。5ミリ以下でも瘤(こぶ)の形がいびつだったり破裂しやすい場所のものは手術するのがよい、とされています。しかし破裂のキケンが大きい瘤（こぶ）の壁の厚さを事前に知る方法がないことを考えるのも重要です。

また破裂のキケンが大きいと言われる10ミリ以上のものは、クリッピング術が難しくなるのが常識です。このことは、「様子を見ましょう」という医師が自分でクリッピング術をすると考えているとしたら、矛盾している、とわかるでしょう。つまり自身で手術をするなら、わざわざ難しくなるまで大きくなるのを待つことになるからです。3から5ミリのものは、一般的に易しいので成功率がとても高いが、7ミリ以上の大きさになるとクリッピング術の成功率が少しずつ低下するのです。

更に問題なのは破裂した動脈瘤を検査すると確かに大きいのが多いが、小さいのが急に大きくなって破裂したのではなくて、破裂したから大きく写真に写るのだ、という意見もあるのです。なぜなら破裂した動脈瘤を手術中にその大きさを計測したところ、3から4ミリのものが沢山あったのです。この治療法が本来予防的なものだというこ とをよく考える必要があるのです。

話を戻します。「ベトナムでは人がとても親切で美人が多いと聞いているので楽しみです」、と笑って帰って行った。

第16話 残りの人生を自由に

5年前の話です。病院とは全く縁がなく健康そのものの人。自営業を引退したので家族に勧められて、75才の誕生日に合わせて、悠々自適の自由な人生を楽しむ目的で、知人の病院で脳ドックを受けた。その結果脳動脈瘤が見つかって私たちの病院にセカンドオピニオンとして来院した。

動脈瘤の大きさは4ミリで安全に手術が出来ると思われる場所にあった。そこで私は一般的なガイドラインに沿って、「このまま年一回の検査をして様子を見ますか？手術をしますか？」と尋ねたら奥さんと息子と娘の三人は、「このまま痛い思いをする手術はせずに楽な隠居生活をしたら」との意見だった。

【この楽な隠居生活】の言葉に本人が興奮して、「それでは話が違う」。「今まで家族のために一生懸命に仕事をしてきたのに、隠居したらこれまで我慢をしていた海外旅行にも行きたいのに時限爆弾を抱えていたら何も出来ないじゃないか。そんな余生ならないほうがましだ。先生手術したら何日で歩けますか。入院は何日間ですか。手術が終わったら家族の付き添いがなくても海外旅行が出来ますか」。その訴えたときの眼の瞳が異様に輝いていたのが今でも忘れられない。

『手術を希望したほんとの理由とは』

そして奥さんが「お父さんは若いときに旅行もせずにつらい時代を家族のために過ごしてきたのだから、本人のわがままを聞いてあげようよ」。その時手術を決めた後で、本人が、「じつは2ケ月後にスイスとドイツを巡るツアーに申し込んでいたが脳ドックの結果で手術しないと参加できなかった」と白状した。本人の強い決意と海外旅行の仲間に手術のことで心配させたくないために、有る方策を考えた。

手術は髪の毛を一切剃らないで行う無剃毛の方式で、さらに手術直後からガーゼを当てない方式とした。この方式は私の病院では普通にやっている方法だが、他の病院ではこの方式でないことが多く手術翌日などに見舞いに来た友人が、「ベッドで横になっていないし、ガーゼもないし本当に手術したのか」と疑う人も少なくない。その疑念を晴らすためにも、私の病院では手術後に実際の手術ビデオを見せて納得してもらっていた。

その時の感想では、脳の手術の画面はとてもきれいで、殆どの人が過去に見たことがないので誰も嫌悪感は持たないようだ。たとえばおなかの手術では現物感があって嫌がる人が多いと聞く。

この患者さんの手術で驚いたのは、脳の血管（もちろん動脈）がこの年齢では黄色い大小のコレステロールによる動脈硬化の斑点が沢山見られるはずだが、殆ど見られなかった。あたかも40代の患者さんでよく見る様な薄い赤みを帯びた肌色で、手術室の心臓の監視モニターのリズミカルな脈拍の音に合わせて拡大と収縮をしていた。

つまり動脈硬化はほとんど無く若い血管だと知って、この患者さんのこれからの長く健康な人生が想像できた。この話をもちろん本人と家族にしたら、「手術をして良かったよ」。

『触れなば　落ちむ』

ところで手術中では、脳動脈瘤は小さな風船を上から見ている形だが、正常な血管は動脈の壁が厚いため血管の中の状態は見えないはずだが、こぶの先端は薄い膜一枚の状態なので透き通って見えた。

患者さんの心臓の鼓動に合わせて拍動するたびに、こぶの中を真っ赤な血液の赤血球が音を立てているように渦を巻いていて術者の心臓の音と同期して緊張する。この状況は無理にたとえれば、【触れなば落ちむ】の感じ。つまり直ぐにでも破裂しそうであった。

このこと、つまり動脈瘤の膜の厚さが薄ければ薄いほど近々破裂しやすいといえるのだが、残念ながら手術して直接見て確かめるしかないのです。この事は当たり前のことだと誰でも判るが、「5ミリ以下の大きさだから、様子を見ましょう」と話す医師も膜の薄さを想像すると決断のいる選択なのです。

特に患者さんが近親者の場合はその判断から逃げ出したくなるでしょう。この事はとても大切なことです。少しでも安心するには「血圧を下げ、ストレスで一時的に血圧が上がらない生活が大切です」と話すのが関の山です。

この患者さんでは予定通り動脈瘤の首根っこをチタンでできた小さなクリップで挟んだ。そのとたん、あれほど元気に拍動していた薄い膜の風船は赤黒く小さく縮んだ。もしこの動脈瘤がクリップする前に破裂したら、破裂した血液が私の顔を直撃したことでしょう。

その直後に私の脈拍の数も70に戻った。これでこの患者さんは自由だ。ふたたび私の病院に来ることはなかろうと思った。

一ヶ月後に来院し、「来月ヨーロッパに旅行に行く。家内も一緒に」。何か話が少し違うけど一人旅じゃなかったんだ。その後時々、インターラーケン、ユングフラウ、レマン湖など私が若かりし頃の新婚旅行の風景と同じ絵はがきをいただいた。

『有名人の成功の遺伝史とは？』

人間にとって頑張るのも楽しむのも大事な人生です。人間生まれて、一事を為すには優れた師との出会いがあれば素晴らしいことです。この患者さんの場合、今までの仕事の頑張りは奥さんから詳しく聞きました。

最近テレビで【成功の遺伝史】（遺伝子ではない）を見た。さまざまな成功者には、人生で大事な影響を受けた逸話があるというのがテーマです。その一部を紹介します。

作詞・作曲家のさだまさし氏は、仕事がうまくいかず落ち込んで、地獄を見たときがあった。そのときに作詞家故永六輔から、「落語のような歌詞を」とアドバイスを受けてハッと気付いた。それから、【北の国から、関白宣言、関白失格】など、ミリオンセラーを発表できるようになった。もっともこの会話に出てくる、地獄に【落ちた】と【落語のような】の関係は、さだまさし氏の【オチ＝落語】、のダジャレなのかと私は考えている。

また囲碁の井山祐太は野球で言えばミスタージャイアンツの様な人で、一時囲碁の7つのタイトルマッチの全てを一年間で勝ち取ったのです。史上初めての快挙です。彼の栄華をきわめるキッカケとなった【遺伝史】、は野球のイチロー選手だったと白状したのです。【なぜ？】

その他にはピアニストの辻井伸行、プーチン大統領などなど。

第17話　手術はこんなに進歩した……知っていましたか？

当院の看護助手の一人で勤務成績が完璧な人が朝から出勤しないことがあった。さては遅刻か無断欠勤かと騒いだが一人暮らしのため別の職員が自宅を訪れたところ、居間で倒れているのを発見し救急車を呼んで救急来院した。意識はあるが頭痛と嘔吐がひどく連絡も出来なかったらしい。

早速CTを行ったところ、やや出血量は少ないけど典型的なくも膜下出血であった。そこで脳血管撮影で手術方針を決めることにした。

当時私たちは点滴注射に使うとても細いトンボ針を首の頸動脈に直接穿刺できるための実用新案特許を得ていたので、この方法ですることにした。一回注入量が2から3cc、で検査を行った。通常の三分の一です。これに要した時間はおよそ10分間。

『知ってますか？　手術前に髪を剃らず、手術後にガーゼを当てない方式』

手術の承諾などに問題はなかったが女性の本人の希望で、「髪の毛を剃らないで欲しい」。その頃ヨーロッパとくにスイスのチューリッヒでは、かの有名な脳外科のヤサーギル教授が脳動脈瘤のクリッピングの手術では、とくに女性では髪の毛を手術するところだけに限定した部分的な剃毛の方法を始めていた。ヨーロッパでは女性が全部の髪の毛を剃ることは宗教的に抵抗感があるからだという。

日本でも一時、部分的な剃毛の手術方法が増えたが剃毛した部分の髪の毛が元の状態になるまでの長い期間はひたすら残りの髪の毛で美容的に隠す必要があったので、問題は解決していなかった。

『郭式眼窩上アプローチ手術で極小主術』

幸いにもこの頃私は東大形成外科医師の協力もあって、新しい手術法を開発考案し学会発表をしていた。それは眉毛の直上で眉毛に沿って25ミリの長さに切開して骨を18ミリ程度開けて、手術用顕微鏡を使った動脈瘤のクリッピング手術を行う方法です。「案ずるより産むが易し」というように、この大きさで充分手術の操作ができるように様々な手術器具を考案しビデオで公開した。皮膚の縫合には美容的な点を重視して毛根を傷めないように縫合ではなく特殊な接着剤を使用した。

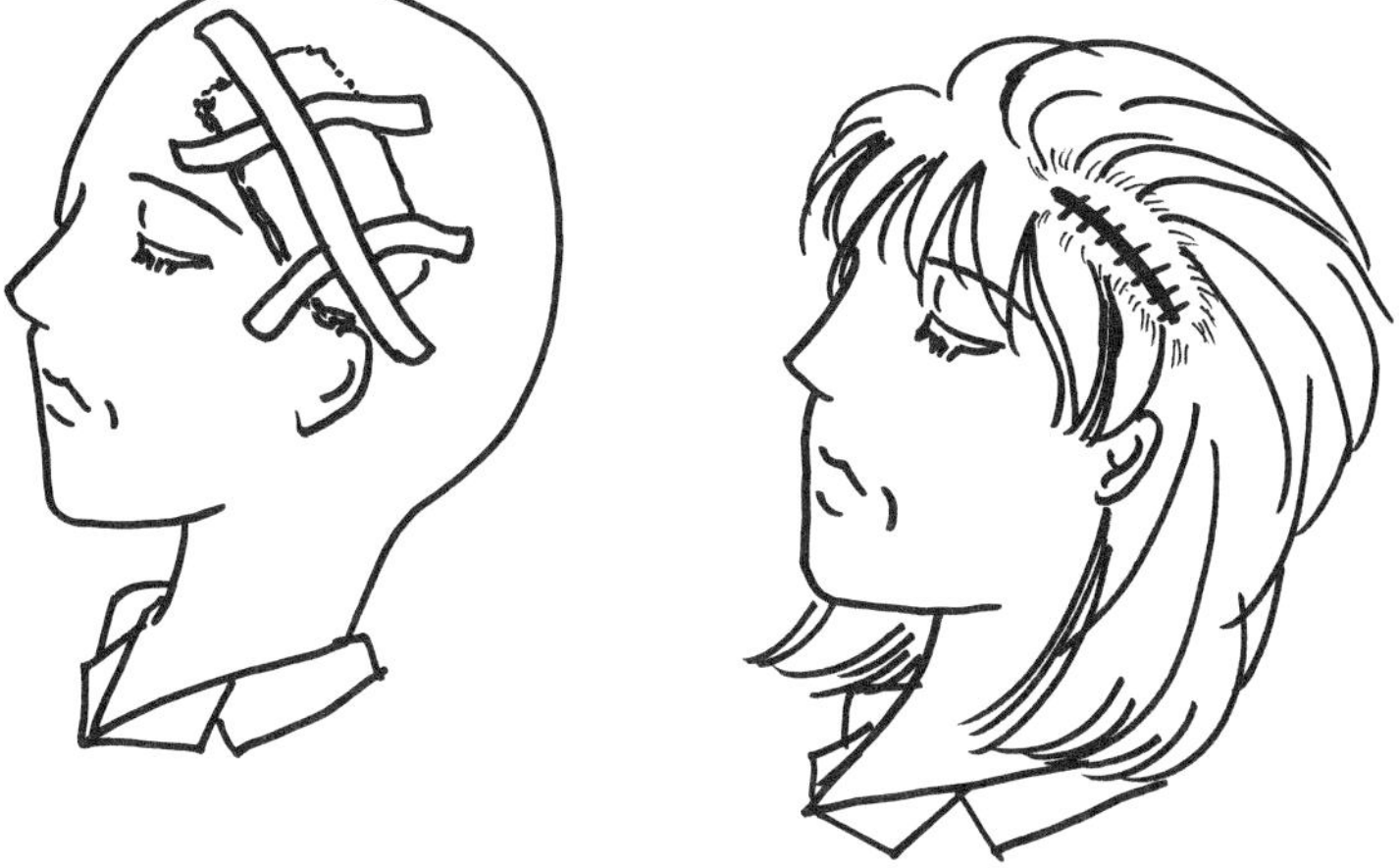

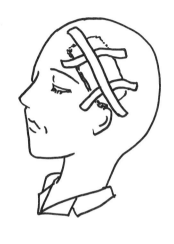

創部にはカット判くらいのガーゼの上に一日だけ小さな氷枕で冷やした。そのおかげで皮下出血やむくみは無視できる程度だった。手術後3週間で復職したが「頭をかち割っても簡単に復職できることを患者さんに教えたかったから」、と話していたのが印象に残っている。
後日談になるがこ

の患者さんは反対側にも未破裂脳動脈瘤があったので、半年後に本人の希望で同じ方法でクリッピング手術を行った。その後定年まで実によく勤務してくれた。この間入院患者さんの不安をとるために自分の経験を話す姿がよく見られた。一見、自慢しているようにも見えたが。

第18話 脳を優しく扱う3人のスーパー・ドクター

スイス・ヤサーギル教授の顕微鏡を使ったマイクロ手術を、日本に最も早く根付かせ若い脳外科医に安全な手術を教えた数人の指導者のうちの一人は、秋田脳研の故伊藤善太郎先生でしょう。他の一人は信州大学の故杉田教授でしょう。彼らの共通のモットーは、若い脳外科医に早く安全な手術をさせることだった。そして脳外科がまだあまり認知されていなかったので、十分に認知させて若い脳外科の医師たちの生活の安定も考えていたのでしょう。

そのために、伊藤先生は新しく脳を安全に手術する方法を編み出すのを自分自身のノルマとしていた。あるとき伊藤先生が自分の部屋でぶつぶつ呟きながら、脳の絵を描いているので聞いてみると「脳を傷つけずに手術するには脳の表面の静脈をいかに切らずに出来るかで勝負が決まる」。ところがどの手術書にも肝心なことが書いてない。

これが出来なければ脳を救う手術には不十分だ、と。そして見つけたのです、方法を。手術の範囲を広くするために脳の静脈を引っ張っても、切断しなければあとで元の状態に戻ることを発見した。静脈を切れば楽に手術できるがあえて難しいが脳に優しい方法を選択する。そのために常に腕を磨く、とのことでした。

『手術が上手になる奥義』

またある時、伊藤先生に聞いたことがある。「若い先生に手術が上手になる方法を教えたいんですが」。「手術とミニスカート論」、に話が及んだ。「そのこころは?」。「人に隠さず見られてもいいように、いつも手入れをする。そうするときれいな脚になる。手術もテレビモニターで他の医師やナースにも上手下手を含めて全てを見られても良いように、平素から努力することでしょう」。なるほど、なるほど。

また故杉田先生は、神の手ではなく普通のまじめな手を持った脳外科医にとって、とても安全な手術器具、を発明することをノルマとしていました。その中でとくに自分が発明した杉田クリップが有名です。このおかげで脳動脈瘤の手術の名医が一度に沢山生まれたのです。彼の手術は脳をとても丁寧に扱うことでも有名でその忍耐力はスキーで鍛えたと言ってました。

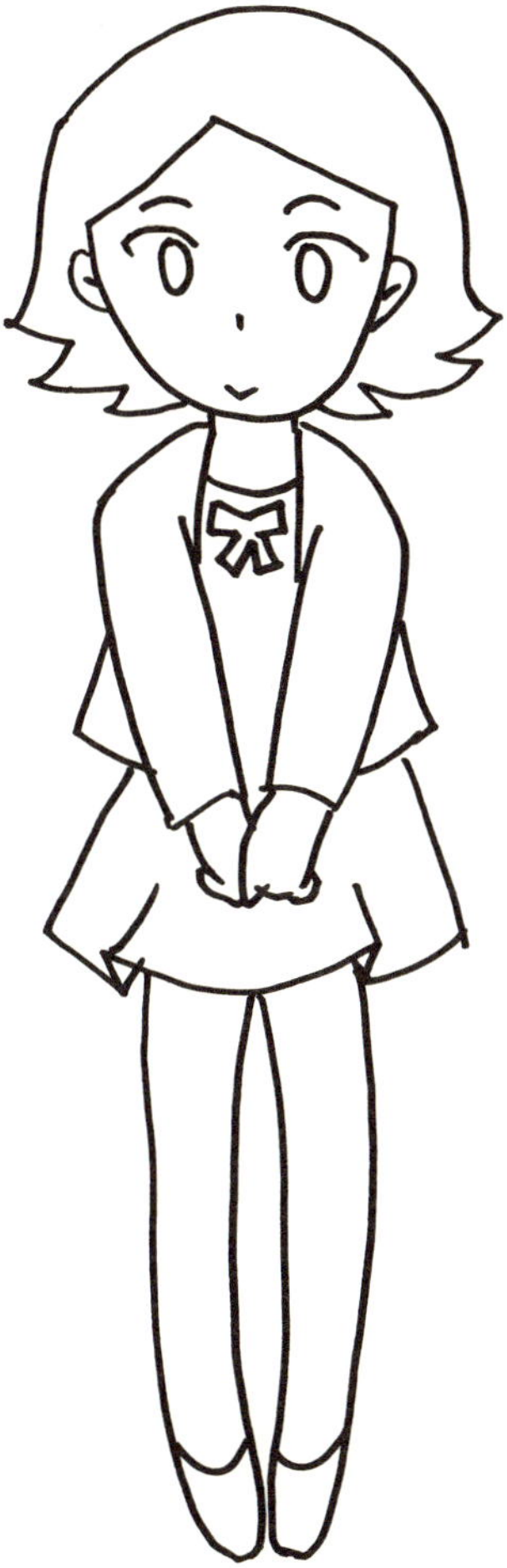

これは杉田先生が、「手の器用な医者だけが出来る手術では多くの人は救えない。一般的には動脈瘤の首根っこを周囲からはがして首の幅をヤサーギルクリップの開ける幅までに狭くする事が必要だが、この作業が難しくキケンなのだ。そこで発想の転換で自分が作成したのはクリップの方を今までのクリップよりも広く開けるので、ムリをせずそのままでもクリップできる場合が多い」。この話を聞くために彼の居た信州を訪れたのだ。さらにその時にごちそうになった信州の酒は再び彼の地を訪れる魅力があった。

次に紹介するのは東北大学の故鈴木教授。彼は変わった先生で手術用顕微鏡つまりアンチマイクロの名医です。彼いわく、若い君たちはマイクロを使ってでも患者さんに良い手術をしなさい。自分はそれを使わずとも経験と知識で細かい部分が見えるし手もマイクロ手術用に出来ている。この先生の脳に対する考え方は一個の脳細胞も大事にせよ。目が見えない人は五感が鋭くなり心眼で見るとも言う。道具だけにとらわれず脳を大事にする気持ちがあれば良い手術が出来る。確かにこの時代の屈指の名医でした。

ここに紹介した脳外科医はその時代の道具や知識で、救える脳を救ったスーパードクターです。彼らに共通しているのは手術中に少しの出血もさせないように努力し脳に優しいのです。

逆に言えば、救える脳を救う努力の結果、名医になったかもしれない。

第19話　進化を続ける熱き想い

70代前半の男性。風呂場で転倒して起き上がれなくなって2時間後に家族に発見されて救急要請する。当院に到着時には左半身マヒとロレツ障害。直ちに行ったCTでは異常なし。引き続いて行った造影剤を使用したCT（3D‐CTA）では、右の中大脳動脈の閉塞。発症から3時間以内であったのでいわゆる『夢の薬』t－PAの治療をしたが、やはりと言うべきか症状は変化がなかった。

『夢の薬？』

引き続いて行った血管撮影では血管が詰まったままだった。t－PAでは固まった血栓は溶けなかったのです。これまでの経験ではt－PAが有効なのは5人に1人ぐらい。それも血管の詰まりと再開通を確認する血管撮影をせずにです。とくに血管撮影で血管の詰まっているのが目で確認できる大きさの場合は殆ど効果がないと言われている。このままではこの人の脳は救えません。

『そこで血栓回収術』

そこで私達はこんな事も有ろうかと既にカテーテルによる脳血管内手術を準備していたので、ただちに実行した。血栓回収術は見事に成功した。

その時の救急隊の人が、「tーPAは言われているほどの夢の薬ではないんですね。あとでチャンスがあったら回収した血栓を見せてください」。今の若い人達の熱い想いを感じた瞬間です。

脳血管撮影ではそれまで詰まった血管が開通したのを確認した。術後、2時間後には左足のマヒも回復したので、本人は「そろそろ帰ります」といって帰ろうとするので、「ちょっと、チョット」、事の次第を説明したら十分に理解してくれた。

手術後に家族と本人に取り除いた『血栓』を見せたら、感心しながらカタキを見るような表情だった。「救急隊の人たちと私達で頑張ったので、自分でカタキに仕返しをしようと考えないでください、とにかくあなたの脳は救えたのです」。これから先もこのチームと熱い思いがある限り、脳を救える夢は叶えられるのです。

第二部

脳卒中について

病院で仕事をするということ

脳卒中の話をする前に、私がどのような考えで、またどのような心構えでこの仕事をしているのかを知って頂きたいと思います。

脳卒中という病気は軽い病気ではありません。常に生命の危機と隣り合わせの病気です。亡くなられる方もいらっしゃいますし、助かっても後遺症を背負って一生、生きていかなくてはいけない方もいらっしゃいます。

この病気は発症してからの時間との闘いでもあります。少しでも早く発見し、早く治療をすればそれだけ助かる確率も高くなります。

そこには、当然、医療関係者の技術はもちろんのこと、患者さんに対しての心構え、覚悟が問われます。そして、それが患者さんと家族の方のこれからの将来さえも左右してしまう結果をもたらします。

私を含む医療に携わる者はそのことを肝に銘じ、少しでも患者さんの生命、それは脳を助けることでもありますが、それを目指して取り組まなければいけないと考えています。

私が看護師と開いている勉強会では、まずそのことを知ることから始めています。

そこでは、つぎの三つのことを確認し合っています。

①生老病死を目の当たりにする「四門出遊」

ここで、四門出遊についてお話をしておきます。これはお釈迦様がなぜ出家されたのかを示すエピソードです。

お釈迦様は王子として生まれ、何不自由なく、塀に囲まれた中で育ちました。あるとき、四つの門から出る機会がありました。

最初は東の門から外に出ました。そこには歯が抜けた腰の曲がった老人がいました。それを見たお釈迦様は御者（馬車を操る人）に何者かを尋ねました。すると、御者は「あれは老人です」と言い、「誰でも年を取るとあのようになるのです」と言いました。

つぎの日には南門から外に出ました。そこには痩せた老人がいました。同じように御者に尋ねると、「あれは病人です」と言い、「人は生きているとみなあのように病気になるのです」と言いました。

さらに別の日には、西門から外に出ました。そこには死人が横たわっていました。またそれを御者に尋ねると、「あれは死人です。人はみな最後はあのようになるのです」と言いました。

そこでお釈迦様は悩まれました。「生きる者は必ずあのような老・病・死という苦しみを味わわなければいけない。そして、それは生きている者にとって避けられない、生きること自体が苦しみなのだ」ということを知ったのです。

最後に、お釈迦様は北門から外に出ました。そこで、出家した修行者に出会いました。その落ち着いた、清らかな姿で歩くのを見て感動し、自分も出家を決意したという逸話です。

少し長くなりましたが、人はこのような人生を誰でも歩みます。その縮図がまさに病院で仕事をしていると目の前に展開されるのです。

②自分の過去、現在、未来を知る「死への準備」

目の前に常に死という存在があると、否応なく、自分の人生を見つめることになります。現在はもちろんのこと、過去や未来についても思いを馳せることになります。

私たちの仕事はそのような状況のなかで行われています。

③他人（患者さん）のため、という明確な目的がある「自分のためでなく、他人のために！」

これはこの仕事を選んだ以上、大前提のテーマであり、決して忘れてはいけない大事な心構えです。逆に言えば、これがあるからこそ、辛いことがあっても乗り越えることができると言えます。

私はもちろんのこと、病院で働くスタッフは今までお話ししてきたことと常に向き合いながら仕事をしています。

まずはそのことを正しく認識し、病気や患者さん、そして家族の方々とも向き合っていきたいと思っています。

日々の診療、治療で大切にしていること

今度は実際の診療、治療で考えていること、大切にしていることをお話します。日々の診療、治療ではつぎのことを考えながら仕事をしています。

●学び（悟り）の場、としての職場である（瞑想をして悟りを開く、だけではない）

これは少し大げさかもしれませんが、生命に直結した仕事だからこそ、多くの学び（悟り）があるのだと思います。通常の職場ではなかなかそこまでは考えられません。その点、大変ではありますが、やりがいがあり、素晴らしい職場、仕事ではないかと思います。

●患者さんやその家族を見て、自分の未来を、終末（死）を想い、どう迎えるかを考える

人間は必ず終末（死）を迎えます。それは突然であったり、長い闘病生活であったりしますが、そこには病気というものが介在します。

私たちの職場はまさにその戦場と言ってもいいかもしれません。そこで日々、闘っているわけですから、それは他人ごとではなく、自分もいずれは迎えることになる現実です。

仕事を通して、患者さんの病気、人生と向き合っていますが、それは将来、迎える自分の人生を考えることでもあります。

●日々の診療で、学ばせてもらっている、という感覚

長い医療経験があれば、ある程度の知識や体験を通して学ぶことは数多くありますが、それでもまだまだ多くのことを学ばせてもらっています。

逆に経験があるからと意識が強いと思わぬ落とし穴が待っていることもあります。診療や治療に間違いがあってはいけません。常に最善を尽くさなければいけません。それには、初心を忘れずに、日々、学ばせてもらっているという気持ちを持つことが大事だと思っています。

私たちの使命

つぎに私たち医療関係者が持たなければいけない考え方をお話しします。これも常に忘れてはいけないことだと考えます。

それは使命感です。これを持たなくてはいけません。私が考えている使命感はつぎのようなものです。

①苦しんでいる人達（患者さん）を助けること
②治るという、希望の明かりを灯すこと
③助けられない場合は、その人や家族に寄り添うこと。
④どんなに辛くても、これらのことを成し遂げる決心をすること

言われてみれば当たり前かもしれませんが、このことをいつも心に秘めて仕事をしなくてはいけません。それがあるかないかで、仕事に対する取り組み方や患者さん、

家族に対する接し方が違ってくるはずです。

そして、それを実行するには心の持ちようも大事だと考えます。私が思っている心の持ち方をお知らせします。

■人は一人で生きているのではないこと
■今を生きている奇跡を感じること
■自分のためだけでは、満たされないことを知る
■失敗は成功のもと。冬来たりなば春遠からじ
■苦しみは、つぎの進歩へつながることを信じること
■人の内面も、畑と同じで、手入れをしなければ、雑草だらけになること（本を読み、心を耕す）
■なぜ、この人は、こうしてくれないのか？（それを考える）
■自分を中心に、世界は回っているのではなく、この人のために、何ができるのか、どうすればこの人が幸せと感じてくれるのか（それを考える）
■結婚前は、前者であり、他人の痛みを、文字通り他人事として、感じていたよう。しかし、夫婦となり、家族ができると変わってくるはず。

私たちの仕事は技術の習得が重要ではありますが、それも心の持ち方で大きく変わって来ます。仕事をするうえでの使命感を持ち、日頃から今、お話したような心の持ち方をしていけたらと思います。

最後に、私の好きな言葉を二つ書いておきます。

・「敬天愛人」＝西郷隆盛が好んで使った言葉

敬天→天を敬う。人に認められることを目的に物事を行うと、人に知られなければ何をしてもよい、と考える。そうではなく、天（神）に対して隠し事はできない、天に恥じないよう行動する、と決心する。

愛人→人を愛す。言葉通り、『慈しみ』を持って人に接する。

・「念ずれば　花ひらく」＝坂村真民（さかむらしんみん・仏教詩人）

毎朝、午前一時に起床後、近くの重信川で未明のなか、祈りを捧げるのが日課だったと言われています。その彼の書いた詩のなかでもとくに有名なものがこの詩です。

全文はつぎのようなものです。

念ずれば
花ひらく

苦しいとき
母がいつも口にしていた
このことばを
わたしもいつのころか
となえるようになった
そうしてそのたび
わたしの花がふしぎと
ひとつひとつ
ひらいていった

詩集『念ずれば花ひらく』（坂村真民著・サンマーク出版）より

私なりの解釈をしますと、苗を育てるように一つの願いをいつも心に置いて育てると、やがてきれいな花が咲いてきます。

大事なのはとにかく念ずること。念ずるとは常に心に留め置き、それを忘れないで実行するということです。一瞬だけ思うのではありません。

医療に限らず、どんな仕事でも変わりはありませんが、とくに生命を預かる仕事をしている以上、肝に銘じておきたい言葉だと私は思っています。

脳卒中とはどんなもの？

ここからは脳卒中について、話を進めて行こうと思います。といっても、専門的な解説は極力省いて、わかりやすく、簡単に、誰でもわかるような説明をしていこうと思います。

医療関係者だけでなく、すべての人が脳卒中という病気を知ることで、少しでも予防や治療に役立てて頂けたらと思います。

まず、現在の日本人の三大死因は何だと思いますか？　データは平成20年の厚生労働省のものです。現在はきん差で肺炎が三位です。

・第一位→癌
・第二位→心筋梗塞
・**第三位→脳卒中**（肺炎）

脳卒中が第三位に入っています。ただ、ここで問題になるのが平成22年度に出ている厚生労働省の「寝たきりになる原因」の統計です。これに注目して下さい。

・**第一位→脳卒中（24％）**
・第二位→認知症（21％）
・第三位→老衰（13％）
・第四位→骨折・転倒（9％）
・第五位→関節疾患（7％）

亡くならなくても寝たきりになる人が多い。その一番が脳卒中です。後遺症が残って寝たきりになる人生は辛いものです。その現実を知ることで、少しでも脳卒中という病気に対する意識を改めてもらえればと思います。

では、脳卒中とはどんな病気でしょうか。言葉の理解から見てみましょう。

・脳

・卒（突然に、急に）
・中（中毒：毒に当たる）

このような解釈になります。わかりやすく言い換えますと、**急に起こる脳の血管の病気**です。**急性脳血管障害**とも言います。

つぎに種類を見てみましょう。大きく分けると二種類になります。

1　血管が詰まる病気（虚血性）→①脳梗塞
2　血管が切れる病気（出血性）→①脳内出血
②くも膜下出血（瘤が破裂）

用水路の水が止まるとどうなるでしょうか。今まで田んぼに水がたっぷり溜まって稲が青々と育っていたのが水が止まれば田んぼが枯れてしまい、稲も死んでしまいます。

用水路に流れる水が人間では血管に当たります。血管に血が流れているということは、酸素や栄養を細胞に届ける役目をしています。それが途切れれば蓄えがなくなり、人（細胞）が死んでしまいます。

これが脳卒中の正体です。早く血流を回復してあげないと、細胞はどんどん死んでいきます。いかに早く治療をして回復させ、生きている細胞をたくさん残すのかが大切になっていきます。

また、脳梗塞には三種類あります。

①ラクナ梗塞

0・5㎜以下の細い血管が詰まって起こるもので、大きさは15㎜以下のものです。

②アテローム血栓性脳梗塞

壁が傷つき、ゴミ（血小板）が付着すると、だんだん血管が狭くなり、詰まります。また、その原因となるのが動脈硬化です。これは年齢とともに進行する血管の老化と考えて下さい。

③心原性脳塞栓

血液は流れないと固まります。心臓内で血が淀むと（心房細動）細いところで流れが悪くなります。そして、心臓でできた血の塊（塞栓）が脳の血管に運ばれて詰まるのが脳塞栓です。

それぞれの病気になる割合を見てみると、つぎのようになります。

- **脳内出血↓20％**
- **くも膜下出血↓10％**
- **脳梗塞↓70％**

これを見ると圧倒的に脳梗塞が多いことがわかります。障害される脳の場所によっていろいろな症状が出てきます。

つぎの項目では、その症状を見てみましょう。

どのような症状が出るか

今度は症状についてお話します。脳卒中は障害される脳の場所によっていろいろな症状が出てきます。みなさんが脳卒中の判断をするときのお役に立てて下さい。

脳は大きく分けると三つになります。

①大脳
②小脳
③脳幹

それぞれの働きを見てみましょう。それがわかれば、そこが障害されたときはその働きがおかしくなるということです。

①大脳の役割

運動をする、考える、言葉を話す、味わう、聞く、見る、手触りや暑さ、寒さなどを感じる役割があります。

すでにご存知かもしれませんが、症状は障害された脳と反対側に出ます。例えば、左が障害を受けたとすると、右に手足の麻痺などの症状がでます。これは延髄という部位で神経が交差をしているためにそうなります。

・障害を受けた場合→片麻痺、失語症（話を理解できない＝感覚性失語「左側頭葉」、話せない＝運動性失語「左前頭葉」）

②小脳の役割

運動の調節（バランスの良い動き、上手に話す）、運動を覚える（自転車が乗れるようになる）、大脳の考えをコピーして保持（ピアノの練習をすると、楽譜を見なくても上手に弾ける）。

わかりやすく言うと、**大脳は意識しての動き、小脳は無意識の動き**に関係しています。

・障害を受けた場合→バランスの悪い動き

③脳幹の役割

生命維持装置としての働きをします。意識を保つ、呼吸のコントロール、心臓や血圧のコントロールです。脳幹は脳と体をつなぐ太い幹線道路のようなものです。ここが障害を受けると、生命に関わりますので、とても大事な部位と言えます。

・障害を受けた場合→意識障害、呼吸障害、目の動きの障害

何と言っても、早く気づくことが大事です。それには4つのポイントがあります。

Face（顔の形）
Arm（腕の動き）
Speech（話し方）
Time（時間）

これらに異常があれば、急いで病院にかかることが必要です。一般的な判断基準とされているものには、つぎのようなものがあります。

・顔、手足の麻痺
・話がかみ合わない、言葉が出てこない
・めまい、嘔吐
・フラフラしていて、真っ直ぐに歩けない
・ものが二重に見える
・激しい頭痛

いずれにしても、今まで経験したことのない症状が出たり、おかしいと思ったならば、すぐに救急要請をして下さい。

ただ、注意してほしいことがあります。それはすぐに症状が良くなった場合、安心しないでほしいということです。

これは間違いです。なぜなら、**一過性脳虚血発作（TIA）**の可能性があるからです。一時的に血管が詰まり、一時的（24時間以内）に脳の働きが障害されて起きる発作です。

このような症状が起きたときは、大きな発作の前兆のケースがありますので、必ず病院で検査を受けて下さい。

また、最近では脳梗塞のための薬が出ています。これはｔＰＡという血栓溶解剤で、これを使うことで脳梗塞の治療効果を上げることができます。

問題は時間制限があることです。発症してから４・５時間以内でなければ効果が上がりません。

治療効果は、使用した場合（約３０％改善）と使用しなかった場合（約２０％改善）となっていて、１０％前後の差になります。

夢のような、劇的に効く治療薬ではありませんが、どちらにしても脳卒中は時間制限のある治療なので、症状が出たなら、できるだけ早く、脳の病気を診られる専門病院へかかることが最善です。

とにかく早く、救急車を呼んで、脳神経外科へ患者さんを運びましょう。それがベストの選択です。

脳卒中を起こしやすい病気①――高血圧

脳卒中を起こしやすい病気にはいくつかあります。脳卒中にならないためには、その病気にならないようにするのが一番です。

代表的なものを挙げておきますので、みなさんもしっかりと頭の中に入れておいて下さい。それが予防につながります。

■高血圧
■糖尿病
■脂質異常症
■高尿酸血症
■心疾患

それでは、それぞれがどのような病気なのかを詳しくお話していきます。

■高血圧

そもそも血圧とは何でしょうか。それは心臓が拍動し、血液を押し出す力です。そして、その血液が血管の壁にかかる圧力を血圧と呼んでいます。

圧が高ければ血流も良くなります。血液は体に必要な酸素と栄養素を運び、不必要な老廃物、二酸化炭素を運び出しています。低血圧の人は朝が苦手で、ボーっとしてしまいます。

では、なぜ高血圧はいけないのでしょうか。それは圧が高ければ高いほど、血管の壁に力がかかり、早く血管がボロボロになってしまうからです。いわゆる動脈硬化が早く進行してしまうからです。

血圧測定の歴史は100年ぐらい前からです。高血圧の概念ができて、まだ50年くらいしか経っていません。

ロシア人外科医のコロトコフが聴診器による最高血圧と最低血圧の測定方法を報告しました。現在もこの原理で測定しています。そのため、聴診器で聞こえる音をコロトコフ音と呼んでいます。

最高血圧とは心臓が収縮したときに送り出された血液により、動脈壁が最も膨らんだときに血管にかかる圧力です。これを収縮期血圧と言います。

逆に最低血圧とは心臓が拡張し、動脈壁が元に戻ったときに血管にかかる圧力です。これを拡張期血圧と言います。

一応の基準として、収縮期血圧（上の血圧）が１４０㎜Ｈｇ以上、拡張期血圧（下の血圧）が90㎜Ｈｇ以上を高血圧としています。

高血圧の原因は、90％以上が不明です。その他の要因としては、塩分の摂り過ぎ、血管の老化、肥満、ストレス・過労、運動不足、喫煙、遺伝的要素が挙げられています。

遺伝的要素は、両親ともどもでは2分の1、片親だと3分の1、どちらともなければ20分の１の確率で高血圧になると言われています。

また、よく言われる塩に関してですが、塩自体は決して悪者ではありません。塩を摂らないと死んでしまいます。

ただ、摂り過ぎると塩を薄めるために体に水を溜め込み、血液量が増えて血圧が上昇してしまいます。溜まった塩を尿から排泄するのに血圧を上げる必要があるからです。日本人は欧米人と比較して塩分摂取が多いですから、塩の摂り過ぎには注意が必要です。

ここでちょっと話はそれますが、みなさんは海で遭難したとき、どうして海水を飲んではいけないのか、おわかりになりますか？

これは『なめくじに塩』の関係と同じです。海水の濃度は約３％。血液中の塩分濃度は約１％で約３倍あります。そのため、水が不足しているところへ濃い海水を飲むと、逆に体内の水が腸内に引き込まれ、脱水が進行してしまいます。

日本人の平均塩分摂取量は一日12ｇ。海水を４００ml飲むとその量になってしまいます。

ちなみに、血中塩分濃度は魚類、鳥類、哺乳類などは、ほぼ一緒です、４億年ほど前のカンブリア紀の太古の海の濃度がこれくらいだったと言われています。それが現在の人類の血中塩分濃度になっているのですね。

非常に興味深いと思います。

脳卒中を起こしやすい病気②——糖尿病

糖尿病も非常に怖い病気です。また、日本人にとても多い病気です。日本の糖尿病患者数は約２７０万人。全人口の約２％と言われ、厚生労働省の平成19年度の『国民健康・栄養調査』では、糖尿病の可能性が否定できない人の割合が40歳以上では約６人に一人と言われています。

では、なぜ血糖値が高い（糖尿病）とダメなのでしょうか。それは、

①血管の壁を傷つけたり、体内の血液バランスを崩す
②血液がドロドロの状態になり、血管が詰まりやすくなる

以上のような理由になります。また、それによる障害は、

①細い血管の場合→目（網膜症）や腎臓（腎不全）の障害
②太い血管の場合→脳梗塞や心筋梗塞、四肢の血管閉塞
③急性病変→高血糖による昏睡（体液バランスが崩れるため）

このような障害が出てきます。とても怖い病気と言えます。通院患者の１０人に１人が糖尿病を患っています。

それを防ぐには自覚症状を知って、なるべく早く治療をすることです。わかりやすい症状にはつぎのようなものがあります。

・異常にのどが渇く
・トイレが近く、尿の量が多い
・だるい、疲れやすい
・手足がしびれたり、足がつる
・空腹感が強く、食欲旺盛

・たくさん食べてもやせる

少しでも思い当たる症状があれば、すぐに検査をしましょう。もちろん、定期的に健康診断を受けることも大事です。

気をつけたい生活習慣としては、

＊肥満

＊ストレス

＊運動不足

＊過食・過度の飲酒・高脂肪食

このようなものがあります。また、清涼飲料水には糖がたくさん含まれているものが多いので、できるだけ飲まないようにして下さい。ジュースやスポーツ飲料にも多くの糖が含まれていますので要注意です。

脳卒中を起こしやすい病気③——脂質異常症

脂質異常症とは、血液検査で中性脂肪や血中コレステロール値が高い状態を言います。では、中性脂肪、コレステロールとは何でしょうか。

中性脂肪とは、皮下脂肪や内臓として蓄えられる貯蔵用のエネルギー源です。脂肪の約90％がこれになります。豚の脂身も中性脂肪です。脂身はコレステロールの塊ではありません。

中性脂肪が高くなるのは脂の摂り過ぎが原因と思っている方が多いですが、炭水化物やアルコールの摂り過ぎでもなります。

中性脂肪が多くなると善玉コレステロール（ＨＤＬ）を下げ、悪玉コレステロール（ＬＤＬ）を増やすため、数値が高くならないようにしなければいけません。

コレステロール自体は悪者ではありません。勘違いされる方もいらっしゃいますが、コレステロールは細胞の壁を作ったり、性ホルモンの材料になる重要なものです。エネルギー源ではありません。

コレステロールの80%以上は体で作られ、食べ物由来のものは少ないです。コレステロールが低いと血管が脆くなり、脳出血を起こしやすくなります。

ここで善玉、悪玉コレステロールの違いを説明しておきます。

■善玉コレステロール（HDL）

血管壁に溜まったコレステロールを抜き取って肝臓へ運ぶもの。動脈硬化を抑える。

■悪玉コレステロール（LDL）

肝臓で作られたコレステロールを体の隅々へ運んでいる。動脈硬化を進行させる。

それぞれの働きが逆になっていますね。そのバランスが取れていれば問題はありませんが、どちらかに偏ると病気を引き起こします。定期健診で数値を確認しておきましょう。

つぎに中性脂肪とコレステロール値が高いときの対策です。中性脂肪が高いときには、**食べ過ぎやアルコールの摂り過ぎ、甘い物の摂り過ぎ**（糖分は体内で中性脂肪に変化）に注意して下さい。

コレステロールが高いときには、**卵**や**レバー**などの摂り過ぎに注意します。卵は1日に1個。そして、**牛肉などの動物性脂肪**を減らし、**魚**を多く取ります。さらに、**食物繊維**の多いものを取ります。これはコレステロールの吸収を抑える働きをします。日常の習慣では、**適当な運動**を欠かさないこと。これをすることで善玉コレステロールを増やします。

コレステロールに関係する食べ物について説明しておきます。

○**上げる食品**……脂身の多い肉、チョコレート、卵黄、即席麺、ポテトチップ、バターやチーズなどの乳脂肪分とそれらの加工品

○**多く含む食品**……マヨネーズ、魚卵、卵（全卵）、皮なしの鶏肉、レバー、イカ、タコ、エビ

○**下げる食品**……大豆食品、植物油（ヤシ油とピーナッツ油を除く）、野菜、果物、海藻類、青魚

ポテトチップやチョコレートはコレステロールを少ししか含みませんが、食べると

数値をアップさせます。

また、下げるはずの果物や植物油なども、摂り過ぎると中性脂肪を上げることになります。

余談ですが、どうして脂肪は溜まりやすいのか、ご存知ですか？　その答えは大昔の人類は食べ物が安定して手に入らず、飢えに備えて、体内にエネルギーを蓄えた名残と言われています。

らくだの瘤には何が溜まっていると思いますか。答えは脂肪の塊です。それが砂漠を渡る間の栄養になります。さらに、脂肪が分解されると水ができます。１００ｇに対し、１００㎖ぐらいできます。

ちなみに、油は液体のあぶら、脂は固体のあぶらです。

みなさんもいろいろな知識を蓄えて、脳卒中を引き起こす病気を予防して下さい。

脳卒中を起こしやすい病気④――高尿酸血症、心疾患

高尿酸血症は痛風を起こす原因になります。特徴は足の親指が赤く腫れるのでわかります。

尿酸は細胞のDNAに必要なプリン体の分解された産物で、ビールに多く含まれます。痛風の人はビールを飲まないように言われるのはそのためです。

それ以外にも、果糖（清涼飲料水）の摂り過ぎや肉、魚の取り過ぎ、お酒の飲み過ぎもNGです。

また、お酒の種類では、ノンアルコールビールや紹興酒ならばいいかと言えば、これもダメです。これらもプリン体を多く含んでいて、飲み過ぎれば同じ結果になります。コーヒーは尿酸値を下げる効果があります。

痛風患者の2割は肥満です。肥満はいろいろな病気の原因になります。メタボリックシンドローム（内臓脂肪型肥満）という言葉をお聞きになったことがあると思います。健康診断でも注意されますね。

メタボリックシンドロームは脳卒中になりやすい病気をさまざま生み出します。肥満の人はとくに要注意です。

高血糖、高血圧、脂質異常の元凶でもあります。一つが改善したとしても、残りの二つの病気は残ります。それらをすべて改善させるにはメタボリックシンドローム自体を治さないといけません。肥満の人はこのことをとくに覚えておいて下さい。

心疾患に関しては、不整脈のなかでは心房細動が脳梗塞の原因になります。また、心臓の弁の病気も脳梗塞の原因になることを覚えておきましょう。

何事も『過ぎたるは及ばざるがごとし』ということですね。塩分の摂り過ぎ、食べ過ぎ、飲み過ぎ、仕事のし過ぎ、遊び過ぎ、怠け過ぎ、すべてが病気の原因になります。

『中庸（ちゅうよう）』が大切。ほどほどにが一番です。

脳梗塞の治療は？

それでは個々の病気の治療法について、簡単に説明していきます。何も知らないで治療を受けるよりも、実際にどのような治療が行われているかを知ることは、患者さんの精神的な安心にもつながります。

最初は脳梗塞です。考え方としては、①まず必要なことは**水の流れを戻してあげる。**止まったところが枯れる前に流してあげればよいということです。

②後は**起こってしまったことの後始末。**枯れかかった稲をできるだけ助け、被害を小さくすることです。

これまでの脳梗塞治療には3本の矢があります。どちらかと言うと、②の起こった被害を小さくする治療です。

・1本目：高気圧酸素療法
・2本目：点滴
・3本目：内服

それではそれぞれについて説明していきましょう。

■高気圧酸素療法

酸素不足で弱っている神経細胞を助け、早く回復させます。100％酸素に1気圧をかけて、体の隅々から酸素が染み込むように（溶け込んだ酸素を増やす）する治療です。

大気圧＋1気圧＝2気圧で、水深10メートルと同じ圧です。通常のおよそ14倍の酸素が行き渡ります。

当院での高気圧酸素療法の適応疾患はつぎのような病気です。

・脳梗塞（塞栓症）

・重症頭部外傷（脳挫傷等）
・開頭術後の脳浮腫
・急性脊髄損傷
・まれに、突発性難聴、網膜中心動脈閉塞症

脳内出血や末梢神経障害（顔面麻痺など）は非適応です。

問題点としては、火気があると爆発する、一人用で、タンク内の緊急時に対応できない→急変する可能性がある患者さんは、メリット・デメリットを比べて決めます。

具体的には、コントロールされていない痙攣、気胸（これは禁忌）、呼吸状態が悪いなどです。

また、閉所恐怖症の患者さんはダメですし、耳抜きができないと耳痛が酷く、耳疾患（中耳炎等）があると悪化しますので使えません。さらに、酸素毒の問題：長時間・長期間続けると脳や肺の障害が起こることもあります。

高気圧酸素

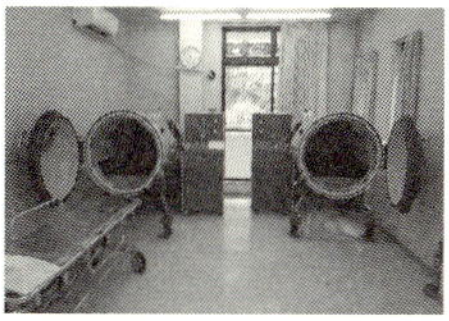

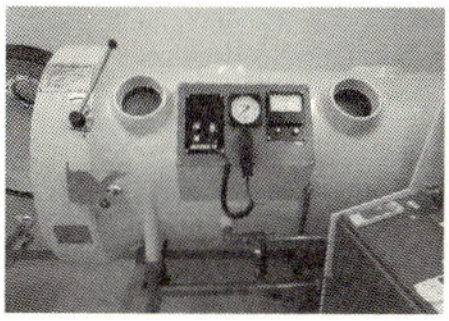

適応する主な症状

脳梗塞（塞栓症）
重症頭部外傷（脳挫傷等）
開頭術後の脳浮腫
急性脊髄損傷
重症の低酸素性脳機能障害

まれに
突発性難聴
網膜中心動脈閉塞症

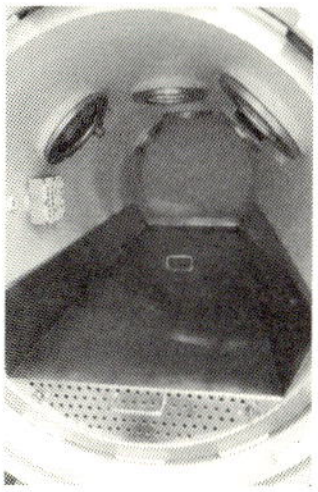

非適応

脳内出血や末梢神経障害（顔面マヒなど）

・火気があると、爆発する
　⇒　ガイドラインに沿って使用すれば安全
・1人用で、タンク内の緊急時に対応出来ないため、急変する可能性がある患者さんは、メリット・デメリットを比べて決める
　⇒具体的には、コントロールされていない痙攣
　　　　　　気胸：これは禁忌
　　　　　　呼吸状態が悪い等
・閉所恐怖症の患者さん
・耳抜きが出来ない
　⇒耳痛が酷く、耳疾患（中耳炎等）があると悪化する
・酸素中毒の問題
　⇒長時間・長期間続けると脳や肺の障害が起こる

■点滴

点滴の目的は、①栄養と水分補給です。一般的な点滴500㎖のボトルで100キロカロリー、1日4本点滴したとして400キロカロリー。安静時でもおよそ1200キロカロリー必要ですが、1週間ほどはOKです。

②血液を薄める（希釈する）。血液の粘度を低下させ、血流を良くします。

■内服

①抗血小板薬：血小板の働きを抑えます。

②抗凝固薬：血液の凝固能（血が固まること）を抑える働きをします。

つぎは脳梗塞の積極的治療です。血液を積極的に戻そうとする治療で、前記の①を目的とした内科的治療です。

1　tPA治療：発症4・5時間以内が対象です。血栓を溶かす薬を使います。

2　血栓回収術：発症8時間以内が対象です。カテーテルで血栓を取り除く治療です。

ともに時間の制限があり、時間との勝負になります。できるだけ早く専門医のところへという理由はここにあります。

最後に脳梗塞の外科的治療です。

①外・内減圧術：腫れた脳を除去し、圧を逃がします。
②バイパス術：皮膚の血管を脳表につなぎ、足りなくなった脳の血流を皮膚の血流で補います。
③CEA（内頚動脈血栓内膜剥離術）：首の血管に溜まったゴミ（粥状血栓）を取り除きます。

いずれもこれ以上悪化をしないようにするための予防的治療です。
残念ながら、脳梗塞は繰り返し起こります。3年以内の再発率は20〜30％。動脈硬化が原因の場合は、年に4〜6％。心臓が原因の場合は、年に7〜8％が再発します。

とくに心房細動という不整脈が原因の場合は、脳梗塞の再発率が高いので注意が必要です。

脳梗塞は身近な有名人にも多く発症しています。

・プロ野球の長嶋茂雄さん
・全日本サッカーの元監督オシム氏
・歌手の西城秀樹さん
・小渕元首相は現役時代に亡くなられています。

みなさんも他人事と思わず、日頃から脳梗塞になりやすい病気や生活習慣に注意して、突然、発症することのないように努めて下さい。

もちろん、定期的な検診も有効です。

た。

脳内出血の治療について

脳梗塞は、枯れかかった稲(田んぼ)を出来るだけ助ける治療、というお話をしました。

脳内出血の場合、症状の出方は「爆弾投下」に近く、発症直後に脳が血腫で破壊されてしまいます。出血が大きければ大きい程、破壊された脳も広範囲になり、障害も重くなります。病気の性質は『覆水盆に返らず』の通りで、破壊された脳の働きは完全には元に戻りませんが、これ以上出血が拡がらないようにする必要があります。

■血圧のコントロール

脳内出血のほとんど（70－80％）は、高血圧が原因といわれています。２０１５年脳卒中ガイドラインでは、血圧を１４０／90未満（出来れば１３０／80未満）、にするよう記載されています。具体的には、ニカルジピン等の降圧薬を点滴・内服してもらいます。

脳内出血の増大は発症後6時間以内が最も多く、24時間以降は通常ないといわれており、病気を起こして最低6時間は脳卒中集中治療室（SCU）等で患者さんを注意深く見る必要があります。

■点滴治療

止血剤の効果はあまり根拠のあるものではありませんが、止血剤入りの点滴を当日から翌日に掛けて行います。ワーファリン内服中やビタミンK欠乏による場合、ケイツーという薬を使うことがあります。また、血腫で圧迫された脳の腫れを引いたり、高くなった脳圧を下げる為に、脳浮腫を軽減する点滴（グリセオール等）を行います。脳に傷が入ったことで起こるケイレンやストレス中枢への影響による胃・十二指腸潰瘍の予防薬を使うこともあります。

出血は1ヶ月ほどで自然に吸収されますので、症状が軽く小さい出血の場合、前記のような治療のみで様子をみますが、大きな出血の場合は命を救うためや回復を促すために、次のような手術を行うことがあります。

■開頭術

骨を大きく外し、実際に血腫腔を見て行うので、出血源の処置が可能で、緊急で行えます。脳の腫れが酷い場合、外減圧といって骨を外したままにすることもあります。

全身麻酔下で、脳の一部を切開・吸引して行いますので、患者さんにはやや負担が大きい手術となります。

出血部位によって手術適応が異なりますが、最も頻度の高い被殻出血の場合、血腫量が31ml以上（約4cm径以上）であれば、手術適応と言われますが、大きな出血の場合、命が助かったとしても寝たきりになることが予想され、治療を受けるかどうかは、医師とよく相談した上で決めて頂きます。

■定位的血腫吸引術

緊急手術の必要性はないが、血腫による悪影響が長引いている場合に行います。頭に金属製のフレームを固定し座標を定め、小さい穴を骨に開け、長い吸引針を差し込み、血腫を注射器で吸引します。

直接出血部位を見ませんので、出血源の処置は出来ず、固い血腫だと吸引出来ないことがあります。よって、この手術は、止血が完了した数日後から、ある程度血腫が柔らかくなった1週間程の間に行います。

手術自体は局所麻酔下で行い、1時間以内に終了します。骨も大きく開けませんので、患者さんの負担は少ないといえます。

■内視鏡下血腫除去術

開頭術より負担が少なく、定位的血腫吸引術では処置できない（出血源の処置、固い血腫除去）を解決出来る方法です。

■脳室ドレナージ術

脳室に髄液が病的にたまる水頭症を起こした場合に行います。出血自体の処置ではなく、血腫による圧迫・閉塞（視床出血等）で起こったことに対する処置となります。

早期のリハビリは回復に有用で肺炎などの合併症を減らします。発症翌日、CT検査を行い、問題なければ、血圧の変動等に注意しながら急性期リハビリを開始します。長期のリハビリが必要な場合、回復期リハビリテーション病院へバトンを渡します（180日以内で可能）。

脳内出血は、脳梗塞よりやや若い年代に起こり、高血圧を放置している方に多く見られます。会社の健診で高血圧を指摘された場合、ご家族やご自身のためにも放置しないように注意しましょう。

くも膜下出血について

今度はくも膜下出血についてお話します。くも膜下出血の怖さには三つの関門があります。

・第一の関門：破裂
・第二の関門：脳血管攣縮（れんしゅく）
・第三の関門：水頭症

何と言っても、くも膜下出血の怖さは第一の関門である破裂を繰り返すことにあります。

初回出血による死亡率は１０％前後。初めに加わった脳のダメージで１０人に１人は即死しています。

また、再破裂による死亡率はさらに上がり、６０％にもなります。当院では破裂を防ぐために手術を行っています。

手術の最大の目的は、①破裂しないように動脈瘤を処理すること（クリッピング）。②できるだけ溜まっている血液を除去すること（脳血管攣縮対策）です。

これは状態を良くする手術ではなく、つぎの破裂を予防するために行います。術前の状態が悪ければ深昏睡となり、手術ができない場合もあります。

では、くも膜下出血と脳内出血ではどう違うのでしょうか。脳動脈瘤は太い血管の分岐部にできます。例えば、内頸動脈や中大脳動脈などです。そのため、圧の影響を受けやすく、血圧を下げる必要が脳内出血よりもあります。収縮期血圧が200㎜Hgだと2メートル以上、吹き上がります。拡張期でも1メートル以上です。

高血圧性脳内出血は細い血管（穿通枝・せんつうし）からの出血です。血管の太さは鉛筆とシャープペンの芯ぐらいの差があります。

くも膜下出血

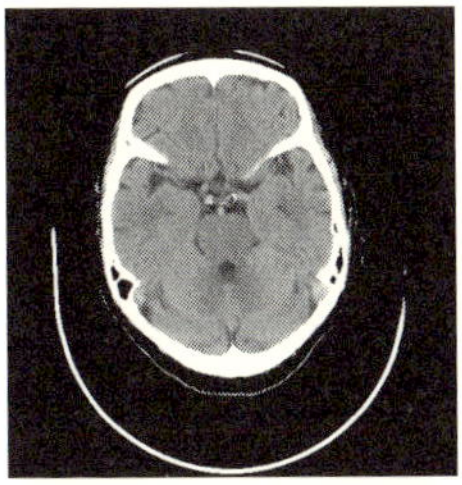

正常なCT

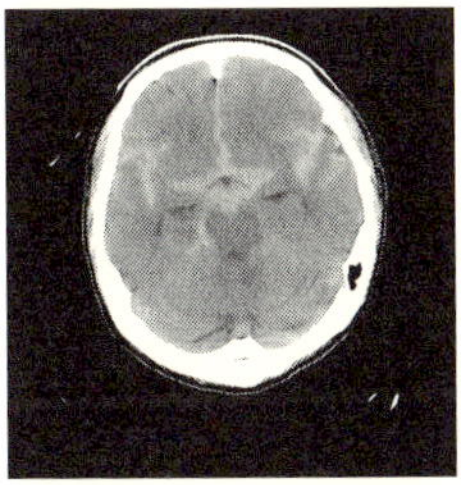

表面に広く出現
している状態

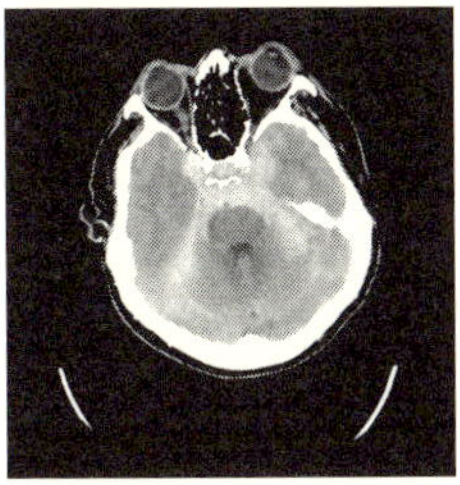

重度の出血状態

再破裂は発症後、6時間以内が一番多いと言われています。再破裂例の80％以上がそれに当たります。それを防ぐには鎮静、血圧のコントロールが必要です。

再破裂の時間的経過では、2週間以内が20％、6ヶ月以内は50％、それ以降は年3％まで下がります。しっかりとした発症後のケアが重要なことがこれでわかります。

再破裂を起こしやすい症例はどのようなものでしょうか。

①脳内出血や硬膜下血腫を伴った例

破裂部が大きいと考えられるため、真夜中でも私たちは緊急で手術を行います。

②意識障害が重篤な例

大量出血例が多く、右記と同じことが考えられます。脳のダメージが大きく、手術適応外の可能性が大になります。

③動脈瘤が大きい例

壁が薄くなっていることが予測されます。巨大動脈瘤は手術方法の検討が必要です。

そこで私たちは再破裂を防ぐためにできることを考え、それをいくつか実行しています。

①鎮痛・鎮静

ソセゴン（鎮痛）、ホリゾン（鎮静）の静注。ソセゴンは薬物依存に注意しながら行います。術前は何回でも可。ホリゾンは呼吸抑制に注意します。注射後、5分くらいは呼吸状態をチェックします。

また、驚かせるようなことはしないこと。ペンライトで瞳孔を見ることもしません。待機手術例（病状の経過中、治療に適したタイミングを待って行う手術）では、安定剤（デゾラム・メイラックス）を飲んでもらいます。

②移動・体動を最小限にする

CT台で胸や頭部のレントゲンを撮影します。手術まではストレッチャーに乗せておき、着替えや剃毛は手術場で麻酔後に行います。頭痛や項部（こうぶ：後頭部の首の後ろ当たり）硬直は動きで痛みも増し、血圧も上がります。動きで嘔吐することもあります。

③血圧をコントロール

収縮期血圧を140以下にします。ニカルピンの持続点滴を開始。尿閉にも注意します。

④呼吸状態を良くする

舌根沈下時は、鎮痛下に気道確保。挿管が必要なときは経口よりも経鼻から挿管します。

⑤嘔吐を防ぐ

プリンペラン（吐き気止めの薬）を静注します。脳の圧が上下して、破裂のリスクを回避させるためです。

以上のことを行い、再破裂のリスクを最小限にする努力をしています。この第一関門が一番大事です。手術を無事終えられれば、突然死は避けられたと考えられます。一般的にくも膜下出血では3分の1ルールというのがあり、3分の1が死亡すると言われていますが、そのほとんどは初回の出血か、再破裂によるものです。それを今、お話した方法を行うことで減らすことができると考えています。
患者さんの脳を少しでも救うために、日々、このような方法を模索しながら治療を行っています。

また、術前の説明ではつぎのようなことをお話して了解を頂いています。

■全身麻酔のリスク↓心・肺のトラブルを起こすことがある。しかし、日常生活ができていた方は、通常、問題なし。ただし、高齢になるほど、一般的にリスクは高くなる。

■術中破裂の問題↓手術中でも、再破裂を起こすと状態が悪くなる。出血多量となり、輸血が必要になる。当院では、自己血輸血を行っている（献血のように）。

最後にくも膜下出血と脳内出血の比較をした表を載せておきます。理解を深めるための参考にして下さい。

比較表

	再出血	出血の場所	後遺症	血管の太さ	手術
くも膜下出血	死亡率が高い（６０%超）	脳の表面	１／３ルール	主幹動脈（太い）	①クリッピング ②コイル塞栓
脳内出血	６時間以内に多い（約２０%）	脳の中	破壊部位により症状が異なる	穿通枝（狭い）	①ステレオ ②開頭 ③内視鏡

私たちは２０１１年3月１１日、今までに経験したことのない大きな災害に見舞われました。まだまだ記憶に新しい東日本大震災です。

そこには見たことのない光景が広がっていました。自然の力の前には、人間はいかに無力であるかを思い知らされました。亡くなられた多くの方々のご冥福を祈念致します。

そのこともあって、私たちは２０１３年2月から勉強会を立ち上げました。その目的は脳外科患者を自信を持って看られるようになって欲しいという願いからです。

少しでも多くの方の命と、脳を救いたいと常に思っています。

血管内治療のいろいろ

つぎに血管内治療についてお話します。文字通り、血管の内側から治療をする方法です。そのため、血管の外の病気は治療対象にはなりません。血腫の除去等はできません。

主な治療法を説明していきましょう。

■脳梗塞、TIA（一過性脳虚血発作）に対しての治療法

①血管内に詰まった血栓（塞栓）を取り除く：血栓回収
②細くなった血管を広げる：バルーン、ステント
③塞栓が飛ばないように血管壁にネットを張る：ステント

■くも膜下出血、脳動脈瘤に対しての治療法

①動脈瘤の中を固める：コイル塞栓

②脳血管攣縮を起こした血管を広げる：エリル（血管拡張剤）の動注、バルーン拡張

血管内治療は体表から触れる動脈から行います。主に大腿動脈から行うのが一般的です。

①CAS（頸動脈ステント留置術）：慢性期治療
②PTA（経皮的血管拡張術）：慢性期治療
③血栓回収術：急性期脳梗塞の治療

①の頸動脈狭窄症に対して行う処置には、切って行うCEA（頸動脈内膜剥離術）もありますが、CASは切らないで行う手術です。

利点は入院期間が半分で済み、手術合併症の神経障害（舌下、喉頭神経麻痺）がありません。手術創部の痛みもなく、局所麻酔で可能です。

ただ、不安定プラークがあるとCASのリスクが高くなります。不安定プラークとは、血管壁に沈着した粥状成分（脂質）が血管内腔に出て血栓を作ります。この粥状

成分が血管内腔に露出した状態か、薄い膜を介してある場合です。これがあると脳梗塞を起こしやすい状態と考えられます。

これはMRIかエコー検査で確認ができます。

CASでは血管壁にあるゴミ（粥状硬化部）の除去はできません。そのために、
・血管壁に溜まった粥状のゴミが飛ばないように、壁の裏打ちをする：ゴミの量が多いとステント内にゴミが出てきて、末梢に飛んだり、詰まったりする
・狭窄部を押し広げて、血流を改善させる：血管壁が固い（石灰化が強いなど）と広がらないことがある
などの問題があります。

CAS（血管内治療）

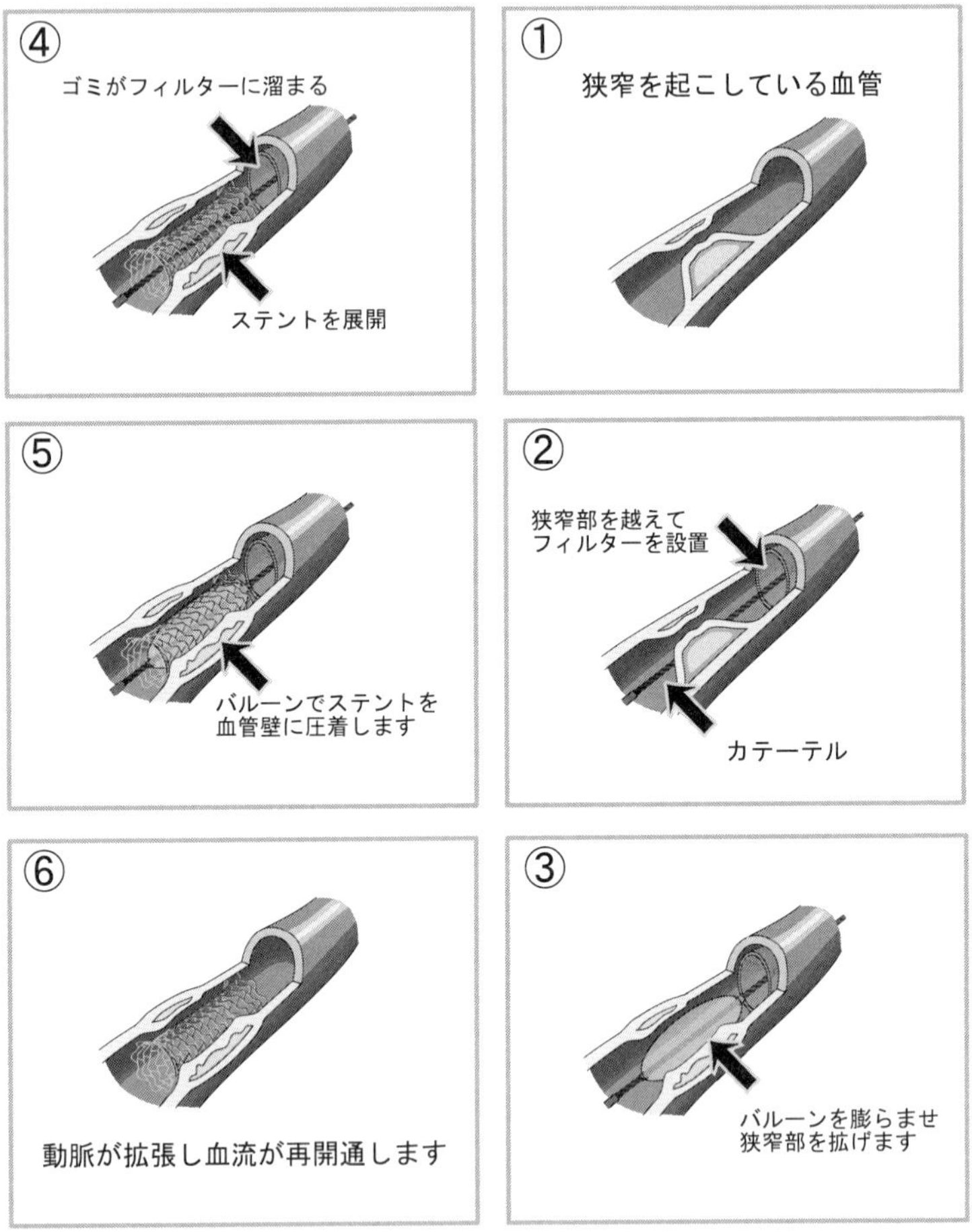

①
狭窄を起こしている血管
②
狭窄部を越えて
フィルターを設置
カテーテル
③
バルーンを膨らませ
狭窄部を拡げます
④
ゴミがフィルターに溜まる
ステントを展開
⑤
バルーンでステントを
血管壁に圧着します
⑥
動脈が拡張し血流が再開通します

血栓回収術

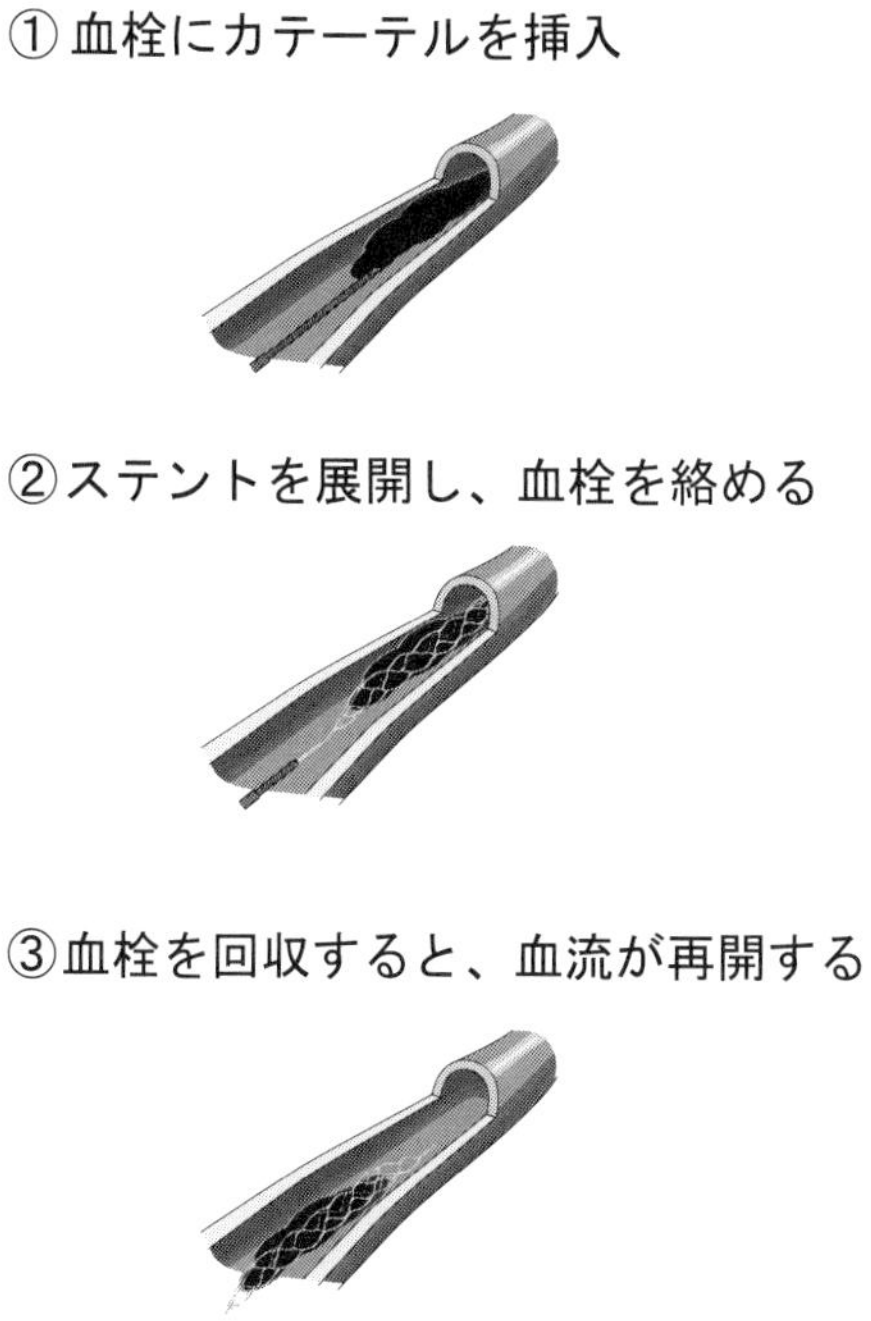
① 血栓にカテーテルを挿入
②ステントを展開し、血栓を絡める
③血栓を回収すると、血流が再開する

③血栓の回収は、①網で捕獲、②吸い取る方法を組み合わせて行っています。①は投網で詰まっている血の固まり（血栓・塞栓）を絡め取るイメージです。

血栓の回収

Trevo（トレボ）
ステント型（筒型）の血栓回収装置で、
ステントの網に血栓をからめ、取り除きます

① 左中大脳動脈が閉塞している

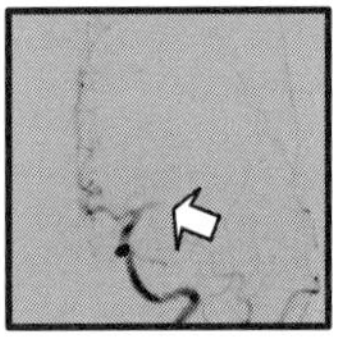

② 吸引用のカテーテルを挿入

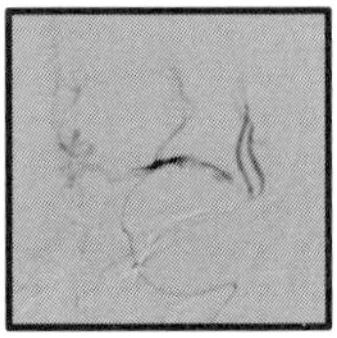

③ トレボ展開

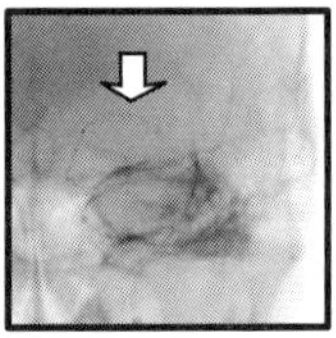

④ 血管が再開通

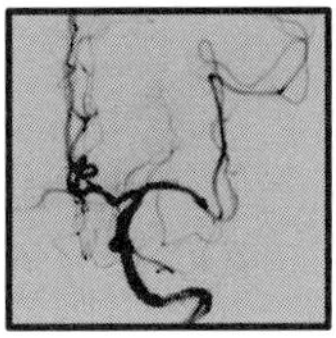

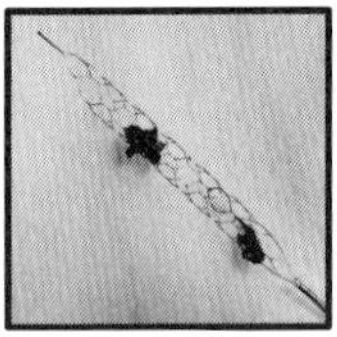

取り出された実際の血栓

脳血管を詰まらせている「血栓、塞栓」を除去します

動脈硬化で細くなっている(血管壁が肥厚した)部位は治療できません

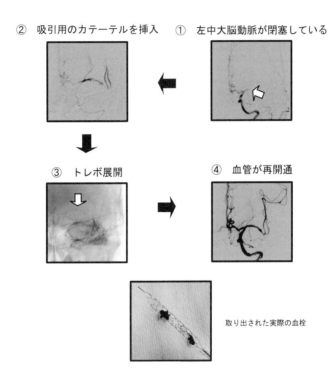

脳の正しい形がわからなければ異常もわからない

私たち医師は常に画像とにらめっこをしています。それはいかに医療が進歩をしても、それを正しく理解し、把握できなければ、宝の持ち腐れになってしまうからです。それを防ぐ意味でも画像の読影は最重要事項と言っても言い過ぎではありません。そこで、ここでは簡単なCTの読影方法に触れてみたいと思います。実際にはもっと専門的で難しい事例を判断しなければいけませんが、その基礎となる部分を少しご紹介します。

異常を見つけるには正しい形がわからなければその違いがわかりません。名称と部位が一致するか、目はどこで、耳はどこか。脳は左右がほぼ同じ形をしていますので、間違わないでそれぞれを把握しておく必要があります。

正常な状態がわかっていれば、おかしいところがあればわかります。そこから画像診断はスタートします。

CTの断面模型

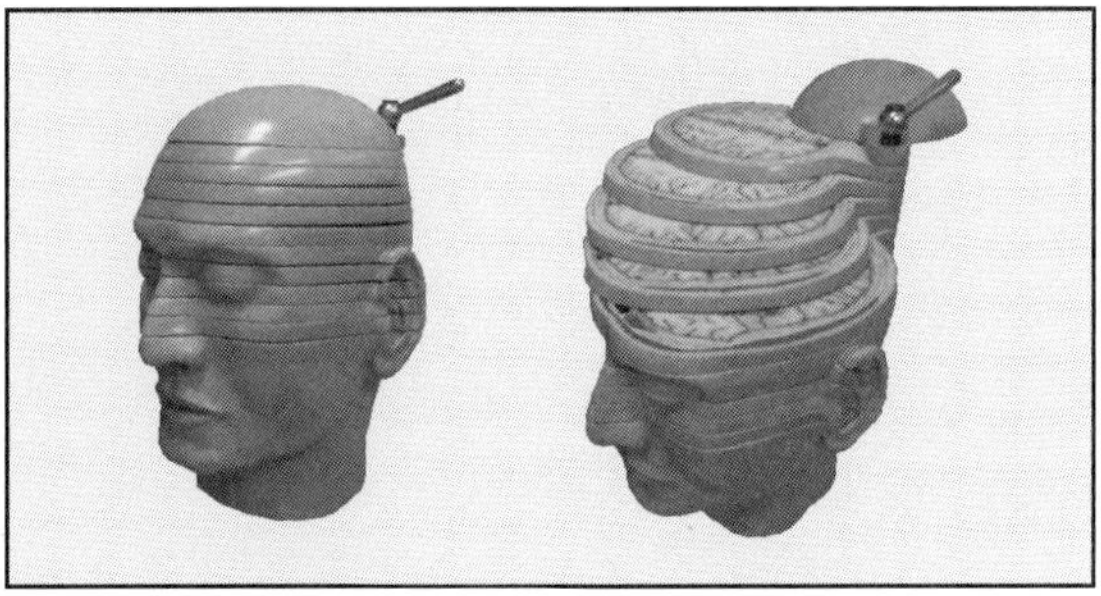

ＣＴは目と耳を含む平面での断面です。当院では誰でも見られるように大きな模型が医師勤務室に設置してあります。それぞれがトマトやレモンのスライスのようになっていますので、どこに何があるかが一目瞭然で理解ができます。これを使って脳のさまざまな部位をきちんと把握します。

名前と部位がわかった後は、病気による見え方の違いを知る必要があります。これは何度も写真を見て覚えていきま

CTの見え方の違い

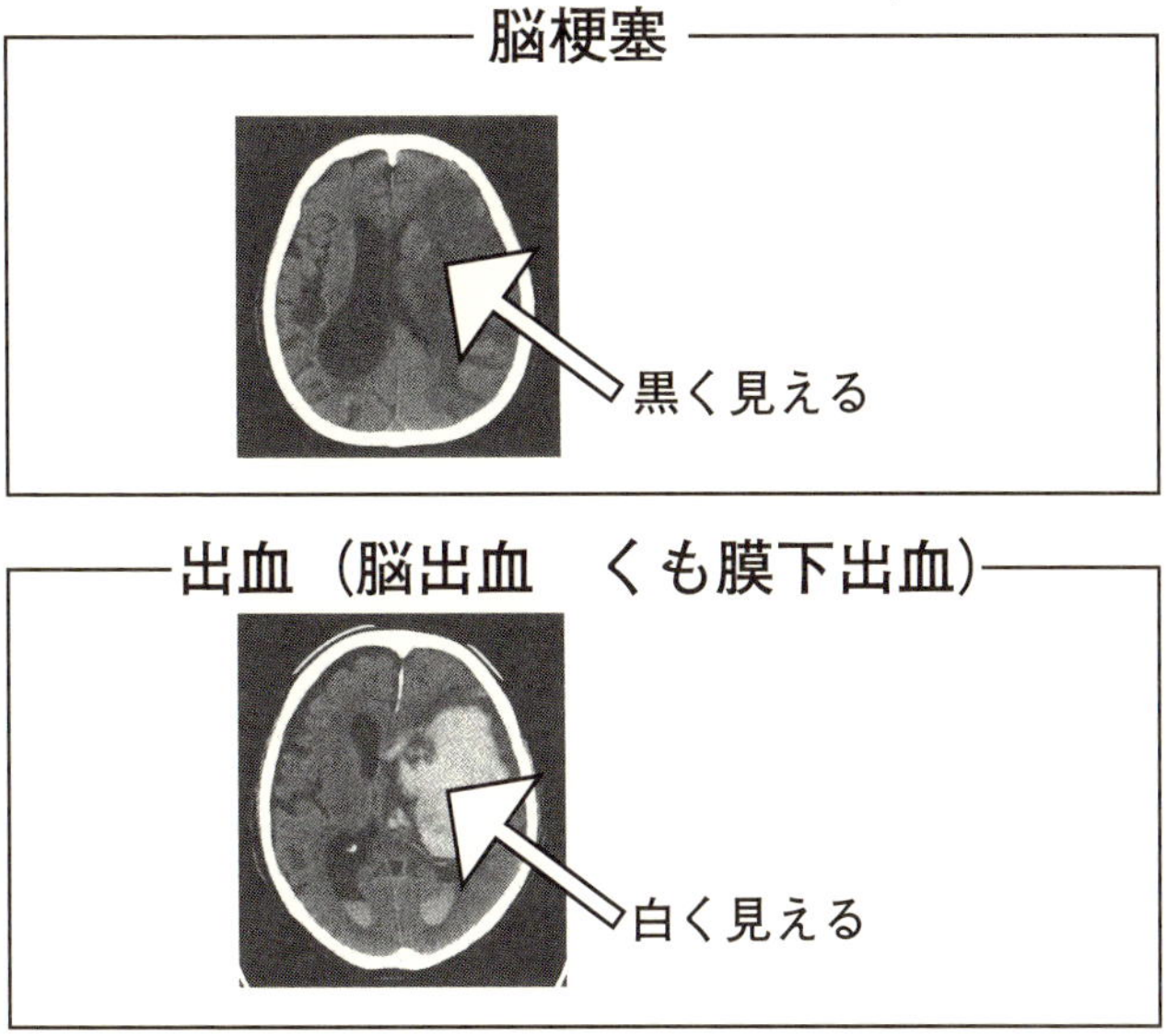

※発症後一ヶ月以上経つとどちらも黒く見える

す。病気を起こしやすい場所や症状が出るところ、逆に出ないところをとくに重点的に理解します。

　病気によっても見え方が違います。

1　脳梗塞→黒く見える

2　出血（脳出血、くも膜下出血）→白く見える

　ただし、発症後、1か月以上過ぎると、どちらも同じ黒色になり、CTでは区別がつきません。そのため、MRI

の検査も同時に行います。ＭＲＩでは脳梗塞の新しい・古いも区別できます。

理解するにはとにかくたくさん写真を見て、病気や症状を覚えるしかありません。時間が許す限り、あるいは疑問点がある限り、何度も反復して行います。

『病気を知り己を知れば百戦殆うからず』

どのような病気でも同じですが、早く症状に気づくことが大事。早期発見・早期治療が重要です。しかし、戦

症例別

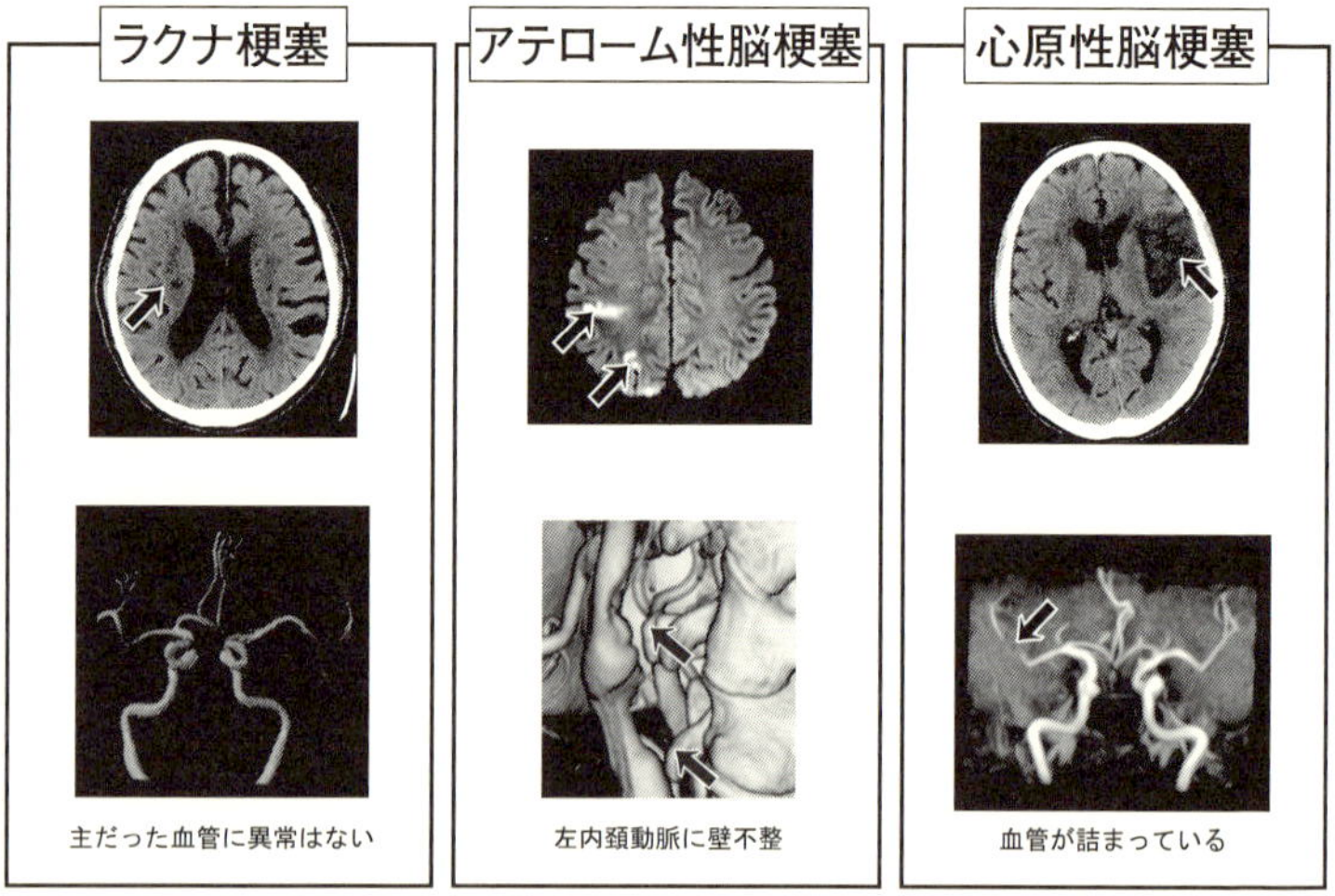

わずして勝つのが最上であり、予防はさらに大事です。病気になった後は、回復に向かって歩むのはそれぞれの患者さん自身です。私たちは患者さんの治療の手助けをするだけです。

今後も最善の治療が提供できるように精進を怠りません。

当院の特徴の一つ——無剃毛手術

最後に当院が行っている患者さんのための手術方法をお知らせします。第一部のお話のなかにも出てきましたが、開頭手術をするときは無剃毛（頭の毛を剃らない）で行っています。

以前は、頭の毛を全部剃って手術を行っていましたが、そうすると退院した後、毛が生えそろうまでは時間がかかりました。その結果、社会復帰にも障害になっていました。

とくに女性の場合、頭の毛が無いのはかなりの苦痛を強いられます。体調が戻っても社会復帰をするには抵抗があります。カツラなどを使用しないと外出にも影響がありました。

それを完全に払拭したのが無剃毛手術です。方法は、粘り気のある消毒液を使い、切開する部分に塗るとポマードのようになります。すると、そこに割れ目ができます。その上を切っていきます。麻酔も局所麻酔でできます。

無剃毛手術の実例写真

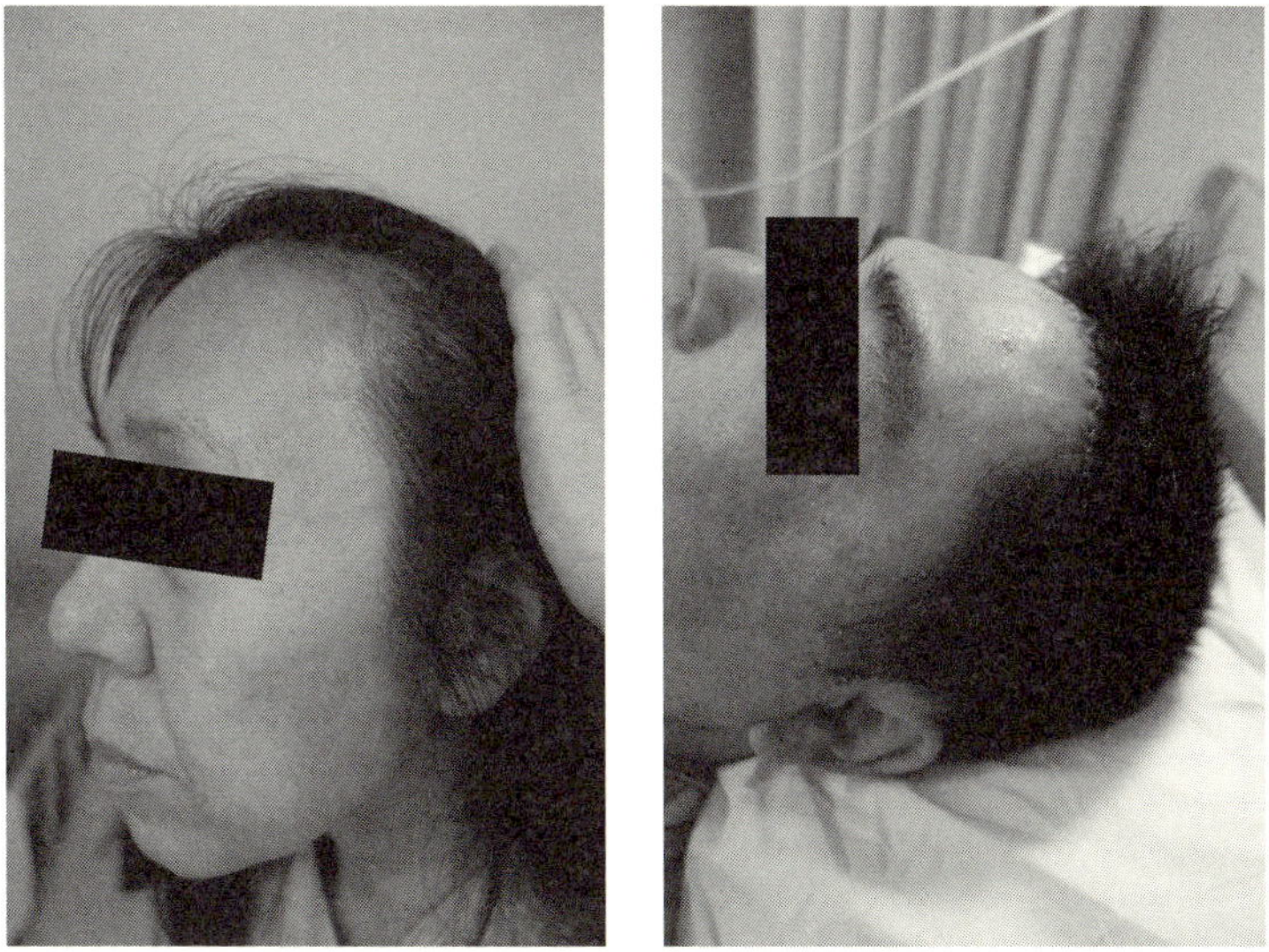

5年前から始め、感染例もほぼありません。緊急のくも膜下出血の手術にも取り入れています。

手術後、髪を洗い、ガーゼも当てません。翌日には入浴も可能です。痕もまったくわかりません。

この方法は女性にとっては、まさに救世主ではないでしょうか。13〜14年前に一度、手術をされた女性が再度、反対側の動脈瘤の手術をされました。そのとき、無剃毛で手術を行ったため、非常に喜ばれて退院されました。

当院では少しでも患者さんに負担がかからないような方法を考え、

取り組んでいます。ただ、病気を治すだけではなく、患者さんの負担をできるだけ少なくしながら治療も行っていきたいと考えています。

第三部

手術で治る物忘れ・認知症

ＣＳＤＨ（慢性硬膜下血腫）とは何か

この章では手術で治る認知症、つまり認知症ではないけれども、症状が認知症と同じようなもので、それが手術によって治るものを紹介していきます。

認知症だと半ばあきらめていたものが実は別の病気だったということがあります。もしそうであれば手術によって治る可能性がありますので、思い当たることがあれば一度、調べてみることをお薦めします。

最初はＣＳＤＨ（慢性硬膜下血腫）です。この病気は頭部外傷後慢性期、通常、１～２カ月後とされますが、頭部の頭蓋骨の下にある脳を覆っている硬膜と脳との間に血（血腫）が溜まるものです。

血腫が脳を圧迫するとさまざまな症状が見られます。慢性硬膜下血腫という病名の慢性とは、病気がある程度の期間をかけて徐々に起こってくることを言います。

硬膜とは解剖学的用語で、頭を断面図で見てみると、一番外側に皮膚があってその下には骨がありますが、その骨の内側にあるのが硬膜です。

脳の断面図・硬膜の場所

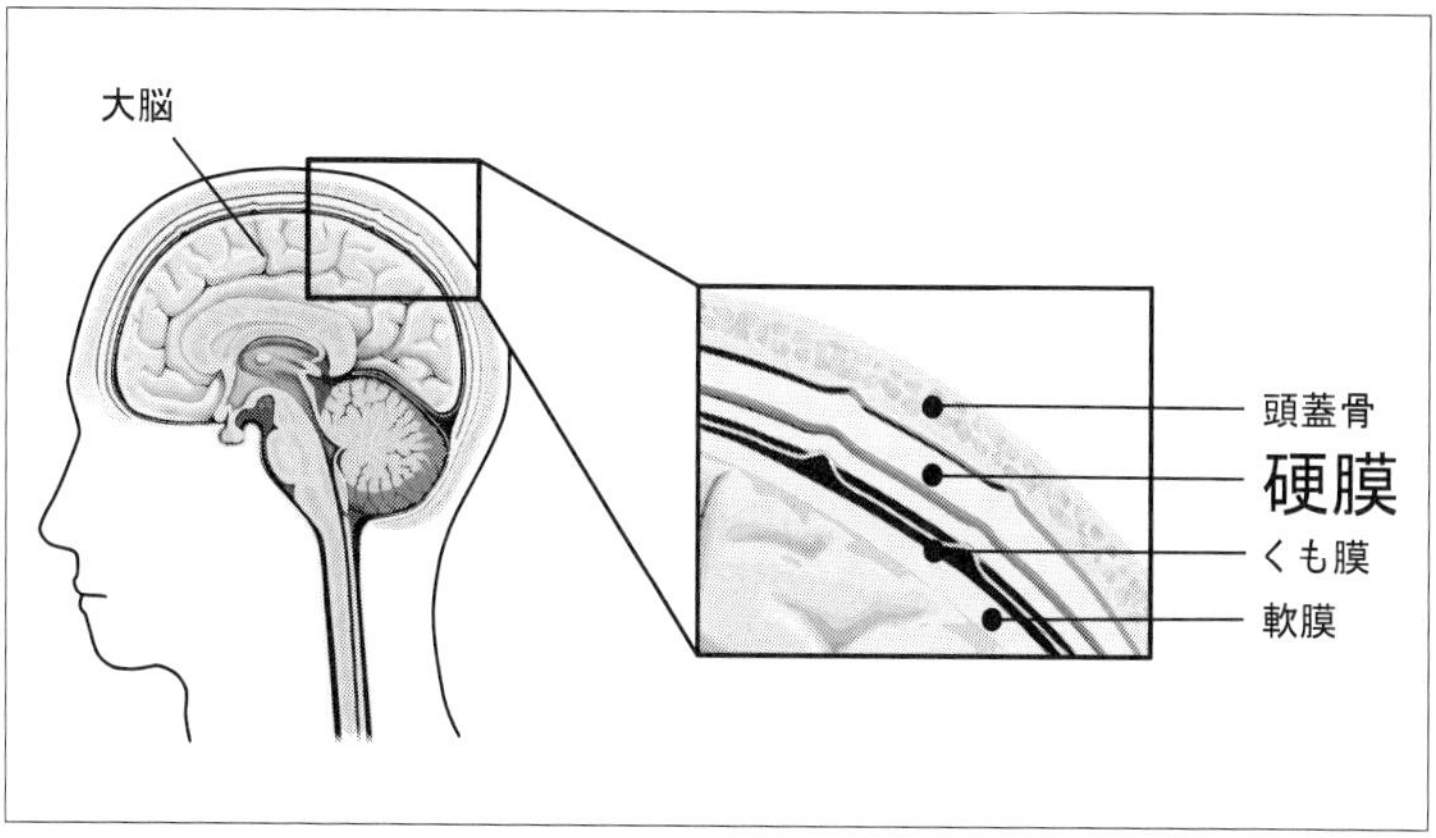

硬膜とは硬い膜と書くように、しっかりとした膜で骨の裏側に張り付いています。そして、硬膜の下にくも膜があり、その下に脳があります。

硬膜下血腫の血液は硬膜の下、硬膜とくも膜の間に溜まっていき、その下にある脳を圧迫していきます。

慢性硬膜下血腫は、普通、高齢の男性に多く見られます。軽い頭部の打撲がほとんどです。ただ、交通事故などのはっきりとしたわかるケガから、少し柱にぶつけた程度のものまでいろいろです。そのため、本人も忘れてしまっている場合もあります。

慢性硬膜下血腫のパターン

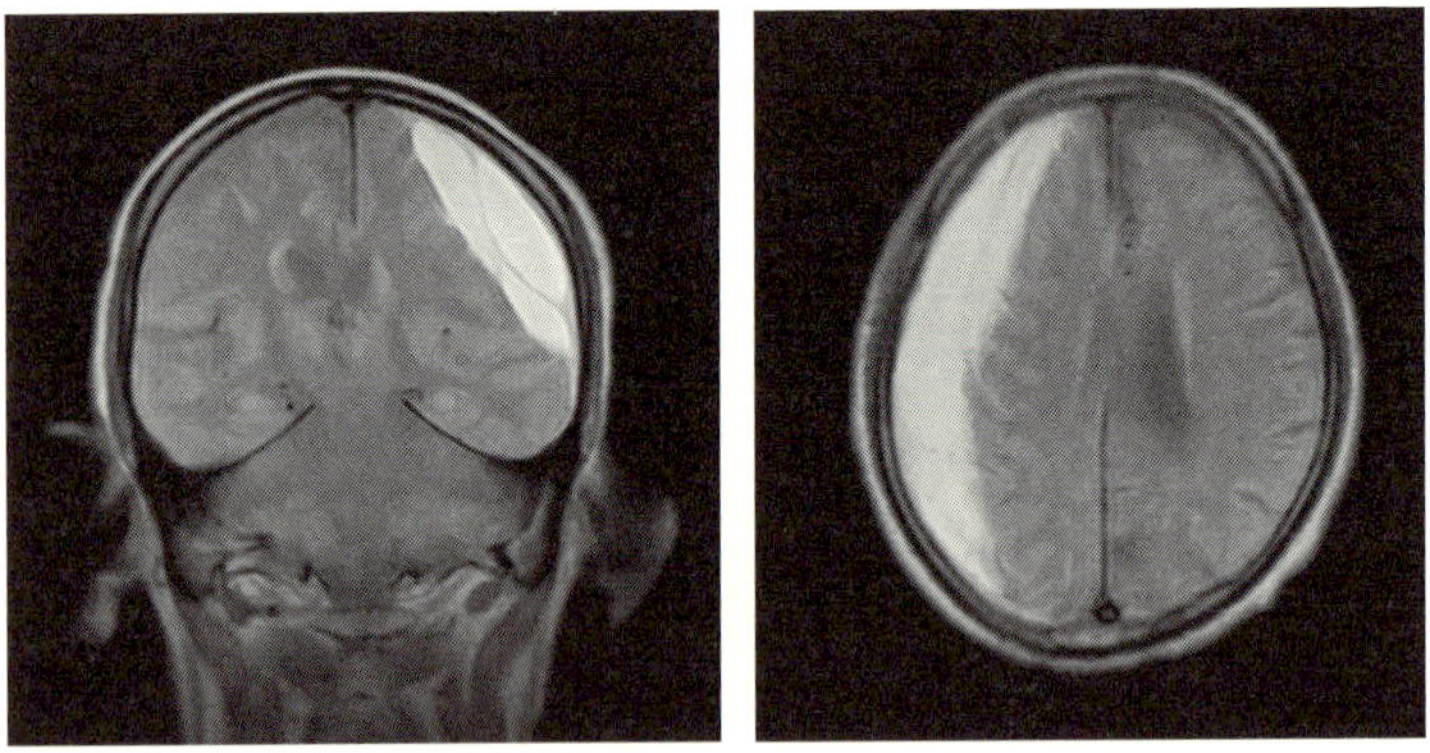

白く広がっているところが
硬膜下血腫を起こしている部分

年間発生率は人口10万人に対して、1～2人と言われています。好発部位は前頭、側頭、頭頂部などです。右側か左側か、一側性のことが多いですが、ときに両側性（両側）の場合（約10％）もあります。

原因は軽微な打撲とされていますが、患者さんが酔っぱらっていたり、少し呆けがある場合など、原因が特定できないこともあります。

外傷後、3週間から数か月以内に発症し、50歳以上の高齢者の男性に多く見られます。

その他、発症に影響する要因としては、つぎのようなものが挙げられます。

・脳に委縮があり、硬膜と脳との間に隙間が空いて血液が溜まりやすい
・過度の飲酒
・脳梗塞の予防のために薬（抗凝固剤）を飲んでいる
・癌が硬膜に転移している
・透析をしている
・水頭症に対しての短絡術などの術後

このような場合が考えられます。当てはまる要因がある方は、注意をしておく必要があります。

その症状は？

血液の溜まりがごく少量であれば無症状のことが多く、頭をぶつけてから数週間から2カ月ほどの無症状時期を経てから症状が出てきます。

頭痛や嘔吐などの症状や片麻痺やしびれ、痙攣、失語症、呆けや意欲の低下などの精神障害と多くの神経症状が見られます。

ただ、これらの症状は年齢によってかなりの差があるのが特徴です。例えば、若い人の場合の症状はつぎのようなものです。

・頭痛
・嘔吐
・片麻痺
・失語症

逆に、高齢者の場合は、少し表れ方が異なります。それは加齢による脳萎縮のためと考えられます。表れる症状はつぎのようなものです。

- **呆けによるさまざまな症状**
- **意欲の低下**
- **失禁**

このような症状が現れるために、認知症が始まったと勘違いされることがよくあります。そのため、このような痴呆症状は**治療可能な認知症**として注目されています。

診断と治療法

検査はＣＴやＭＲＩで行います。慢性硬膜下血腫が疑われる場合は、画像を基に診断をします。

血腫の大きさが小さい場合は自然に治癒することもまれにありますが、そのほとんどは外科的治療が必要です。

局所麻酔をして手術を行い、主に**穿頭《せんとう》血腫ドレナージ術**あるいは**穿頭血腫洗浄術**を行います。

どちらも血腫のある部分の真上の皮膚に局所麻酔を行い、そこから切開をします。頭蓋骨に小さな穴を開け、硬膜と被膜（外膜）を切開して血腫の中に管を入れます。

血腫は多くの場合、液状になっていますので管を通して取り除くことが可能です。管を入れた状態で血腫を取り除く方法を穿頭血腫ドレナージ術と言います。

また、管を通して血腫の中に生理食塩水を入れ、血腫を洗い流す方法もあります。これを穿頭血腫洗浄術と言います。

穿頭血腫ドレナージ術

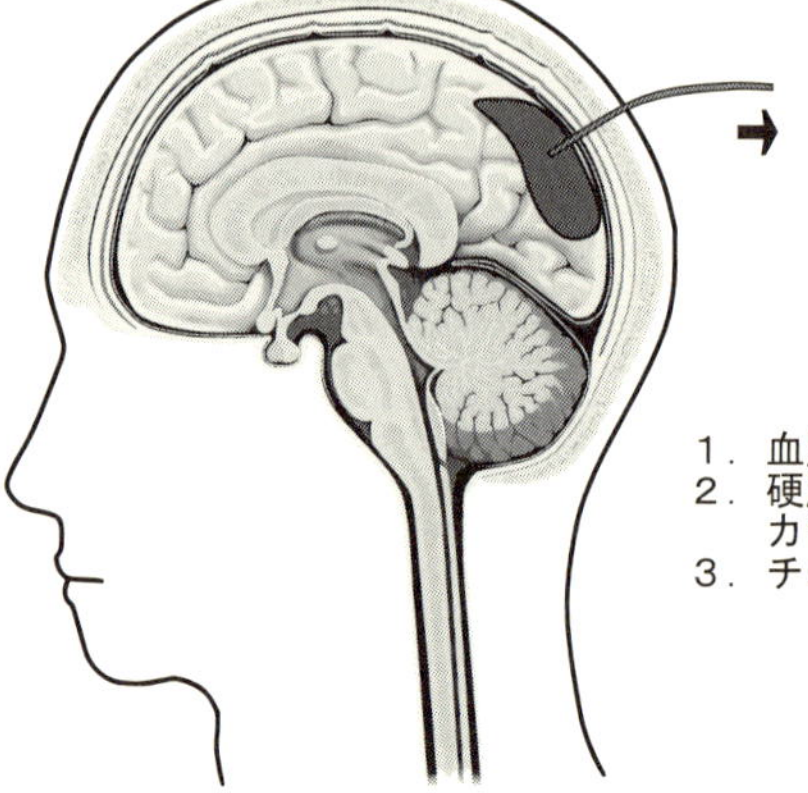
1．血腫の中央の皮膚を切開・穿頭
2．硬膜と血腫外膜切開後、血腫腔にカテーテルチューブを挿入し洗浄
3．チューブ留置

術後の再発率は約１０％と言われています。症状が重い場合は緊急手術が必要ですが、それ以外は症状に応じて手術を行います。

脳に直接、触れることなく行える手術ですから、危険性は少ない手術です。また、局所麻酔で行えますから、高齢者や全身状態の良くない患者さんでも比較的軽い負担で治療ができます。

ほとんどの場合はこの手術で治癒しますが、まれに出血や感染症などの合併症があります。

術後は血腫のところに１〜２

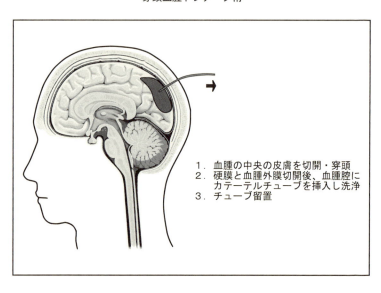

日間ほど管を入れた状態にしておき、出来るだけ血腫を除去し、管を抜きます。
約1週間で抜糸し、経過が良ければその後2〜3日で退院ができます。

iNPH（特発性正常圧水頭症）の正体

厚労省研究班の発表（2013年）によりますと、2012年現在では、462万人の認知症の患者さんがいて、軽度の認知症の患者さんも約400万人いるそうです。介護の負担はもちろんのこと、これからの高齢者社会を考えると、大きな社会問題になっていくのは間違いありません。

そのような現状のなかで、治療により改善する認知症として知られているのがiNPH（特発性正常圧水頭症）です。この病気の疑いがもたれている患者さんは現在でも30万人以上はいると言われています。

アルツハイマー病の患者さんの数からすれば少ないですが、パーキンソン病の約2倍の数となります。

ただ、この病気はまだまだ一般には認知されていません。そのため、認知症だからとあきらめている患者さんも多いので、この機会にぜひとも手術で治る認知症としての理解を深めてもらえればと思います。

・iNPHの主な症状は三つに絞られます。

①**歩行障害**
②**認知症**
③**尿失禁**

とくにこのなかでも歩行障害がポイントになってきます。この症状が初めに出ることが多いですから、これが認知症と区別をする目安になります。そして、その後、認知症や尿失禁の症状が伴ってきます。

水頭症とは脳と脊髄の表面（くも膜下腔）を循環している脳脊髄液が余分に溜まり、主に脳室が拡大する病気です。

そのなかでも高齢者に多いのがiNPHです。認知症のある患者の5～10％にも潜在的に認められると言われています。

原因は特定できなくても脳室の拡大が認められ、先ほどの三つの症状が現れて進行していきます。

水頭症

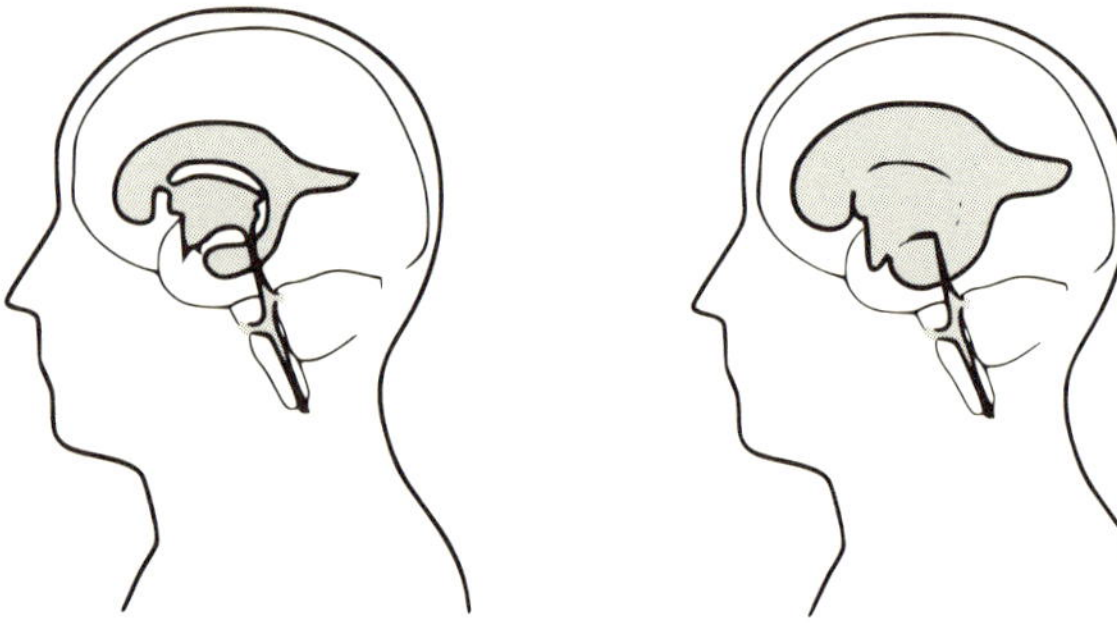

脳室内を巡る脳脊髄液が異常に溜ってしまうと、
脳を圧迫し障害を起こしてしまいます。

診断は?

診断は症状と画像診断、そしてその他の検査を組み合わせて行います。ただ、他の病気と区別するのが難しい場合もありますので、いろいろな補助的な診断法も取り入れています。

最初に先ほどの三つの兆候を調べます。患者さんの歩く様子やご家族からお話を伺って参考にします。

歩行障害や認知症、尿失禁を調べるときには、日本正常圧水頭症研究会ガイドライン作成委員会によって作成されたものがありますので、それを使って調べることもできます。

つぎに画像の診断を行います。症状が確認された後、その原因を調べるために行います。そこでは脳室の大きさを判断します。

iNPH機能硬膜下血腫

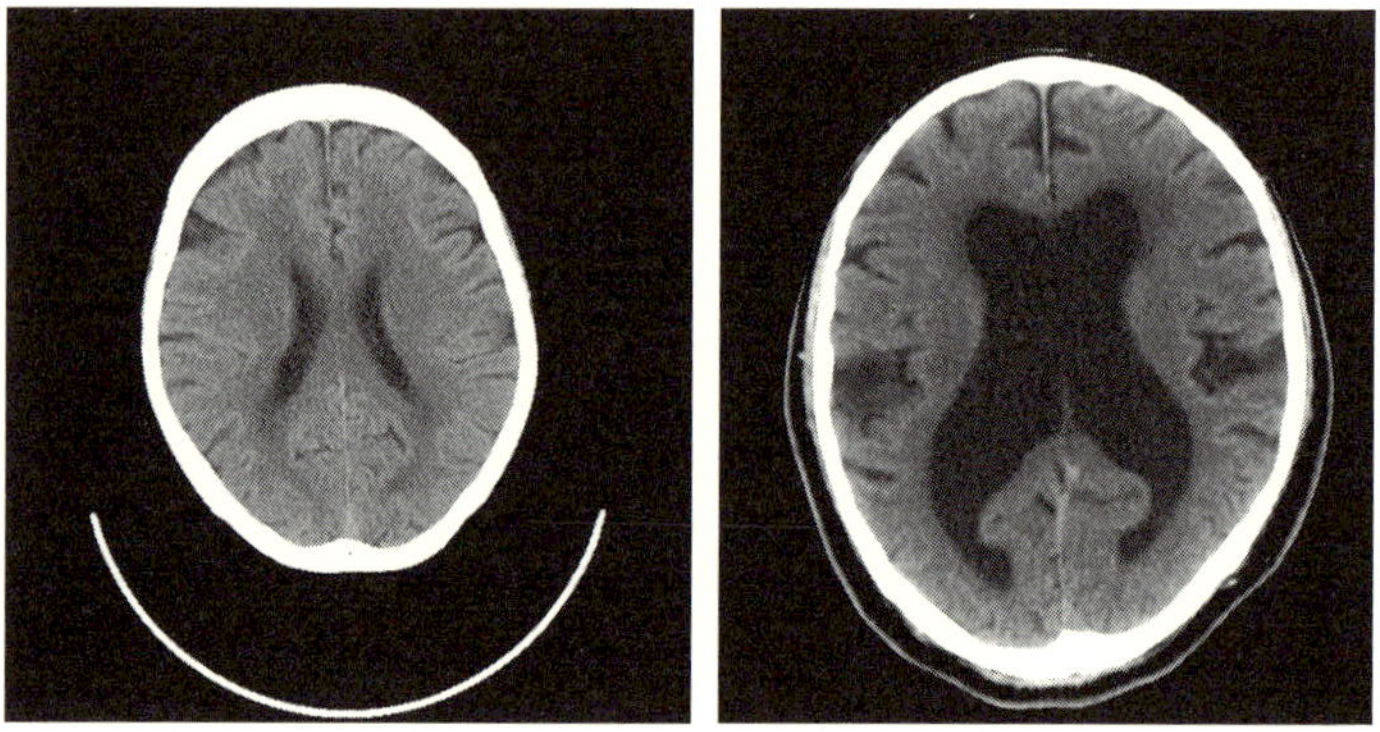

正常な脳　　特発性水頭症

画像診断で脳室の拡大が確認できれば、その後は髄液循環障害のテストをします。これにはいくつかの方法がありますが、通常は腰椎（腰骨）の間から余分に溜まっている脳脊髄液を抜いて症状が改善するかどうかを観ます。この方法を髄液排除試験（髄液タップテスト）と言います。

この結果、症状が

一時的に改善すれば手術が有効であることが期待できますので、手術を行います。
現在、この髄液タップテストがｉＮＰＨ診断の重要な検査になっています。

治療法は？

治療はたまりやすくなった髄液を別の所に流す手術を行います。この手術を髄液シャント術と言います。この手術によって、なかには劇的に治る患者さんもいらっしゃいます。

手術の方法はいくつかありますが、最近では脳に触れないで処置ができるL－Pシャント（腰椎－腹腔シャント）を施すケースが増えています。

その他、V－Pシャント（脳室－腹腔シャント）などがあります。

術後は症状が数日間で改善することもあれば、数週間かかることもあります。個人差がありますので、どこまで回復するかは残念ながら、予測することはできません。改善する例では、歩行障害が高い確率で改善するようです。

注意すべき点はシャントシステムの閉塞、つまり詰まるケースですが、最近ではそのようなケースは技術の進歩により、かなり減っています。

脳室ー腹腔シャント
（Ｖ－Ｐシャント）

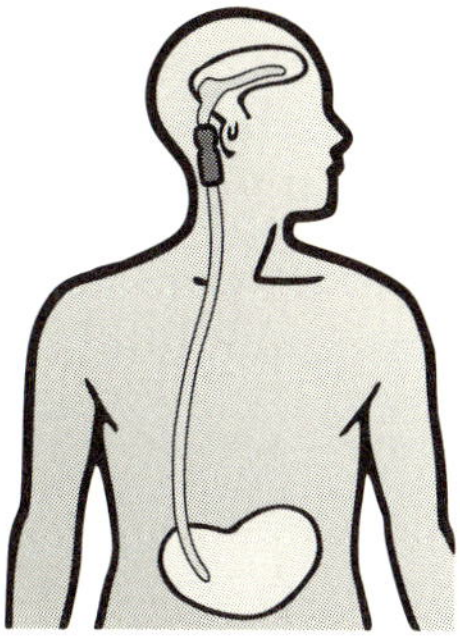

腰椎ー腹腔シャント
（Ｌ－Ｐシャント）

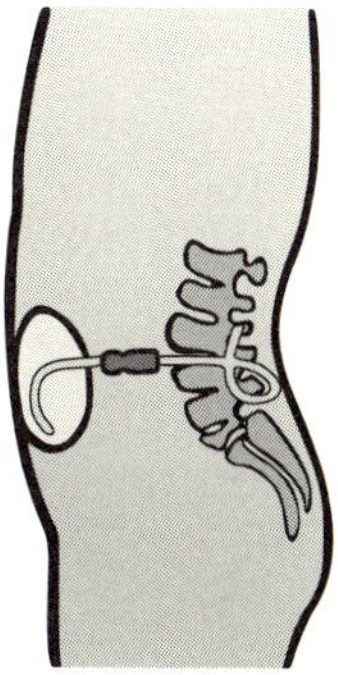

ｉＮＰＨの診断率と改善率は近年、上がってきています。その結果、治療をされて回復された患者さんが多くなってきました。

適正に診断がされたときには、その手術の効果は９０％に達すると言われていますが、まだまだその改善の度合やどのような場合に改善が起こるのかははっきりわかっていません。

ただ、少しずつではありますが、ｉＮＰＨの解明は進みつつありますし、技術もどんどん開発導入されていますので、これからの病気の解明に期待をしたいと思います。

もしみなさんや家族のなかにそのような症状を持った方がいらっしゃれば、一度、専門医の診断を受けることをお薦めします。

診療実績を紹介

今まで脳卒中を中心にお話をしてきましたが、それは実際の経験から学んだものでもあります。そこで、私たちが日頃、どのくらいの患者さんを診ているのか、その診療実績をご紹介したいと思います。

脳神経外科東横浜病院は脳神経外科の専門病院として、年間の救急受入患者数は2000人、年間手術数は200件を超えています。

昭和61年3月に開院してから5000件以上の手術を行っています。くも膜下出血や未破裂動脈瘤の手術＝脳動脈瘤クリッピング術は、1000件以上の実績があり、脳腫瘍摘出術は200件以上の手術を行っています。

当院の治療方針は。根治治療を第一に考慮するやり方です。社会で頑張って働いている人には病気のことを忘れて仕事に没頭できるように、また、定年後の人には残りの人生を病気のことを忘れて自由に生きたいと思えるようにと考えているからです。

手術実績表

診療実績	2011	2012	2013	2014	2015	2016
脳血管障害	148	86	84	79	91	70
外傷	43	46	43	35	43	42
脳腫瘍	2	5	2	5	2	6
水頭症	17	84	81	48	58	61
その他	53	56	59	56	30	30
血管内治療	―	―	―	―	13	76
脊椎脊髄	―	―	―	―	9	17
	263	277	269	223	246	302
脳血管カテーテル検査	86	57	43	41	63	134
救急車搬送数	2,114	2,033	1,990	1,910	1,997	2,079

病院の理念を胸に

この本の最後に、私たちが常に患者さんの治療に関して、心に留めていることをお伝えして終わりたいと思います。

1 私たちは患者様の人権、尊厳を守り、その意思を尊重し、治療を行う

2 私たちの医療は、患者様の最善の治療を提供することを目的とする

3 私たちの治療は、治癒の手助けをすることであり、決して治しているとおごらない

4 治癒は、患者様の治ろうとする力に頼っており、その力を最大限引き出せるようにする

5 私たちは治療困難な場合でも、最後まであきらめない

6 もし、治癒が望めない場合でも、患者様へ寄り添う気持ちを持ち続ける

第二部の初めでも触れましたが、このような気持ちを忘れることなく、患者さんの治療にこれからもあたりたいと思っています。

第四部

出版にあたって

座　談　会

■理事長からの提案

本の出版のめどが付いてきた7月の終わりに、会議の場で理事長から突然の提案がありました。

理事長　「この本は、病院で働いているスタッフ全員の気持ちを込めたものにしたいと思う。そのために、原稿を読んでもらって座談会を開催し、その司会を白島君と小倉君にしてもらえないだろうか。そして、その様子を本の最後の締めくくりにしたいと考えているんだ。」

このときの理事長の輝いた目が忘れられません。そして、この言葉を機に脳神経外科東横浜病院の一大イベント、私たちの奮闘が始まったのです。

■座談会に向けた奮闘

想像もしていなかった大役を承ってから1週間ほど、こんな会話が続いていました。

白島　「どうしますかね。何を話しますか?・会の進行も難しそうですね。」

小倉　「そうですよね。想像だけで話していてもイメージ湧きませんからね。」

そこで、この本への想いを整理することからはじめました。

この本への思い

・スタッフ全員の気持ちを込めた本にしたい。

・この本を通じて、脳卒中への理解を深めてもらいたい。

・この本が、スタッフと患者さん、そしてその家族や救急に携わる人とのコミュニケーションが生まれるきっかけとなってほしい。

白島　「やはり、スタッフがこの本を読んでどう感じたかを、良いことも悪いことも含めて聞いてみたいですね。」

小倉「そうですね。進行については、本の感想も含めて、アンケート結果も見てからまた考えましょうか。」

こうして、皆の考えを取り入れるために、原稿を2ヶ月かけて部署毎のスタッフに読んでもらい、事前アンケートを行って率直な意見をもらいました。結果は概ね楽しく読めるという回答が多かったものの、内容やその難易度については回答が分かれる結果でした。

小倉「自由記載は厳しい意見も書かれていますね。どうしましょうか?」

白島「意見としては面白いので、座談会のメンバーとして選抜してみましょうか。」

小倉「では、座談会ではあえて批判的な意見も出してもらって、この本の修正や活用方法について意見を聞くことにしましょう。」

こうして私たちは、肯定的な意見を持ったスタッフだけではなく、真剣に向き合って批判的な意見を書いてくれたスタッフも選抜し、座談会の準備を進めました。

■座談会当日

いよいよ座談会の日が訪れました。座談会は50名近くのスタッフが参加して、あらかじめ部署毎に選抜された6名が前に出て中心となり、お互いに意見を言う形式で行いました。更に、選抜されていない他のスタッフからも意見をもらえるように配慮しました。

白島「準備は整いましたけど、うまくいきますかね。」

小倉「こうなれば、後はぶっつけ本番ですよ。」

このような私たちの心配をよそに、座談会が始まると、スタッフの意見交換は活発になされ、予想以上の盛り上がりとなりました。

スタッフA「体験談はユーモアが楽しく、CTの無い時代の話があったりして、歴史を感じることができました。そして、私自信が理事長と一緒に体験をした懐かしいエピソードも入っていて、思い出し笑いをしてしまいましたし、年齢も感じてしまいました。(笑)」

スタッフB　「先生の仕事に対する考え方がわかり、もし自分が患者さんの立場になったとしたら、安心して治療してもらえるような気持ちになりました。」

スタッフC　「救急隊の人にとっては、易しすぎるのではないでしょうか。」

スタッフD　「もっと分かりやすく説明を加えて、知識のない人でも分かりやすいように修正が必要ではないでしょうか。」

想像していたとおり、肯定的な意見が出され、加えて加えて具体的な指摘をしてくれたスタッフもいました。また、とても印象的だったのは次のやりとりです。

スタッフE　「ある程度の興味がないと、なかなか手にとってもらうのは難しいのではないでしょうか。そのためにも、宣伝などに工夫が必要かと思いました。」

理事長「では、このままでは本屋に並べても全く売れないってことだね。」

このときの、理事長の返答は、機転の利いたやりとりに感じられ、思わず会場に笑いが起こり、活気と楽しい雰囲気に包まれました。

まだまだご紹介したい座談会の風景はあるのですが、あとはこの本を読んでいただいた皆さんのご感想も交えて想像してみて下さい。きっと、そのことが「手作りの本」をテーマにしたこの本の魅力となっていくと思います。

■座談会終了、そして出版社へ

座談会終了と同時に感じたことがあります。それは、「脳の病気と戦う人たち皆に当院の思いを知ってもらいたい。」という共通の気持ちが再確認できたことだと思います。

この「救える脳を救いたい」そんなスタッフの気持ちも含めて理事長、他2名の医師が書き記した1冊です。これまでにも、「脳卒中」をテーマにした一般書はたくさんありますが、第四部を読んでいただいて、お分かりいただけたと思いますが、他との違いは多くのスタッフの手や意見が加わってその思いを中心に作られたものであるということです。

また、「手作りの本」ですので、表紙から挿絵も当院のスタッフが担当しました。こんな一冊があっても良いと思いませんか。この本を手に取りながら患者さんや、家族、救急に携わる方々と職員がコミュニケーションしている姿を想像するだけで楽しくなるような気がします。

どうか、私たち職員一同の「思い」をお汲み下さり、ひとりでも多くの方に本書を手にとって最大限に活用していただけたら幸いです。

最後に、職員全員が参加して作られた一冊であることをお伝えするために、力不足ながらこの部を担当させていただきましたことを御礼申し上げます。

司会者　小倉太一　白島直子

おわりに

私がこの本を出版しようと思ったのは、第一部にも書いたように、救急医療に魅せられた経験と、病院に来るまでの間にプレホスピタルを担当する熱い思いを持った救急隊員や病院の職員など、すべての仲間へお礼が言いたい気持ちがあったからです。

そして、患者さんや家族の方々にも私たち仲間の想いを伝えたかったからです。

タイトルの『救える脳を　救いたい』・そして救える人生を　救いたい』、は若き日の人生の決断です。この想いをチームの仲間と共有したいのです。短い人生で成し遂げられることは少ないかもしれません。しかし、この想いをつなげてくれる仲間が誕生してくれていることを実感することで満足ですし、そのことで、未来が明るくなると信じています。

現代の人類の繁栄は、ホモ・サピエンスから始まった長い歴史の中で、仲間を大事にしてコミュニケーションを拡げることで実現したのだと教えてくれています。そして、私たちの未来を託す子孫のために、このことを知ってもらうことが重要なのです。

なぜならば、そのことは医療の世界でも同じことが言えるからです。運悪く病気になった人を助けるには、救急隊員や医療人が互いを尊敬し、気遣い、そして協力することで、成しとげられることを学んできたのです。

病気は、私たち仲間の共通の敵なのです。そして、この本を読んで頂ければ、病気について話すときに理解がしやすくなり、おたがいの誤解も生まれにくくなるので、患者さんや家族の方にも共通の味方だと分かっていただけるでしょう。なにしろ太古の昔からの仲間ですから。もしかしたら、あなたの祖先が私の祖先を助けてくれたから、私が生まれたのかもしれないのです。

医療はサービス業であるという考え方があります。しかし、救急医療に関して言えば、これをサービス業に含めるのは無理があると思います。なぜなら、昼夜を問わない過酷な業務にたいして、善意と使命感で補い突き動かされているのですから。それは仲間を助けたいという考え、つまり私たちの遠い祖先・ホモ・サピエンスのDNAの遺伝子に仕込まれた神の仕掛けなのでしょう。したがって、遠い子孫としての私たちが、協力して熱い思いで救急医療をするのは、人類の繁栄を願った神の思し召しなのだと感じずにはいられません。

脳神経外科はまだ発展途上の新しい分野です。将来、ＡＩ・ロボットが私たち仲間の助けになることも想像できます。しかし、救急医療についてはホモ・サピエンスの仲間の独断場だと信じています。ですから、『救える脳や・救える人生』、はまだ完成できていないと考えて、明るい、希望のある未来の実現に努力し期待しましょう。

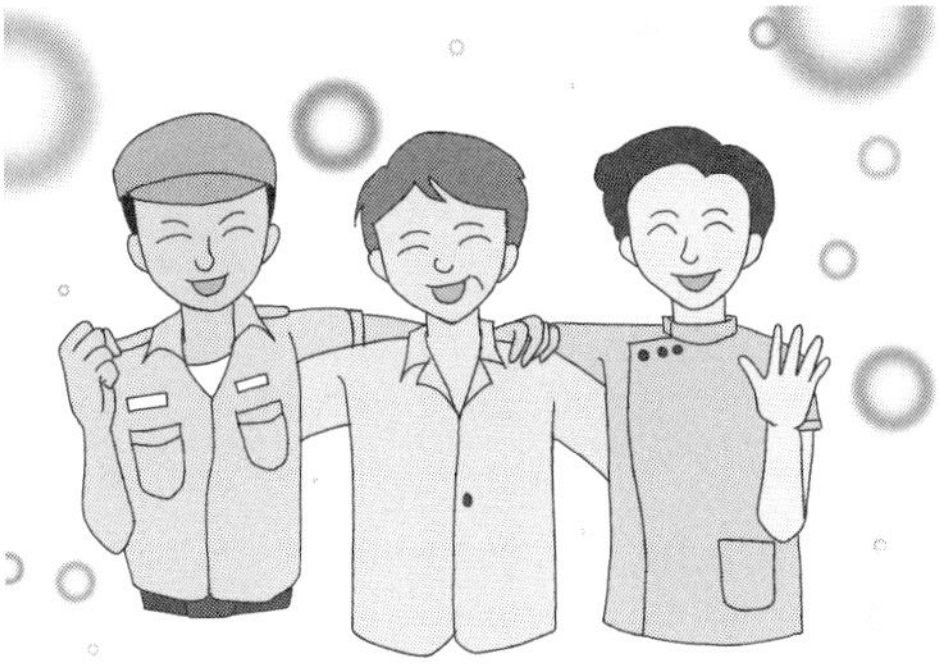

座談会の部の内容からでもわかるように、この本の出版は協同執筆者を含め、多くの職員の思いや協力があって成し得ることが出来ました。

そして、本書の出版を応援してくださった、みずほ出版社長羽田　直仁氏に深く感謝します。また、表紙や文中のイラストなどを担当してくれた放射線科クラークの中澤　恵美子氏にもお礼を申し上げます。

監修者　郭　水泳

執筆者略歴

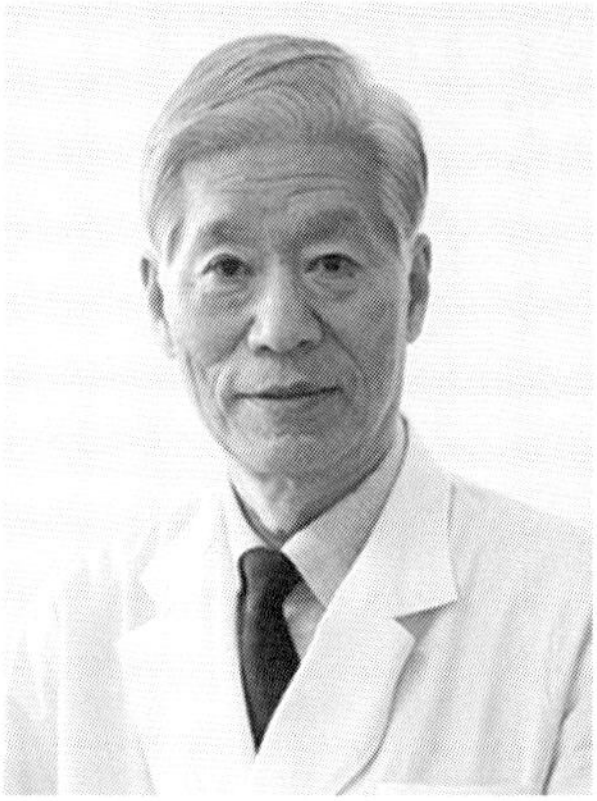

理事長　郭　水泳

昭和41年　広島大学卒
昭和41年　東京大学　脳神経外科　入局
立体視（3D　ステレオグラフィー）研究会　創設　世話人
東大　脳血管研究グループ
昭和47年　ＵＳＡ・カリフォルニア大学　サンフランシスコ校に留学
神経放射線科、神経内科、神経眼科
スエーデン・カロリンスカ大学　神経放射線科　短期留学
昭和48年　福島県　会津中央病院　脳神経外科
昭和51年　会津脳卒中センター　開設
本邦初・全身用CT　デルタスキャン導入
昭和52年　リハビリ病棟　開設
昭和61年　のう救会・脳神経外科東横浜病院　開設

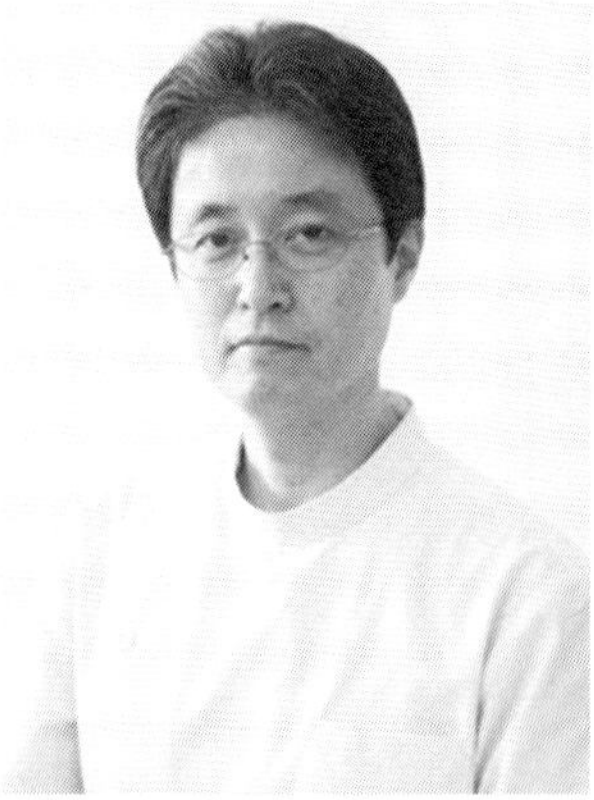

院　長　岩本　哲明

昭和63年　山口大学卒
昭和63年　済生会山口総合病院
平成4年　岸和田市民病院
平成7年　東横浜病院

専門分野
脳神経外科全般
専門医　学会等
脳神経外科専門医・指導医
脳卒中専門医
高気圧酸素治療専門医
t-PA適正使用認定医

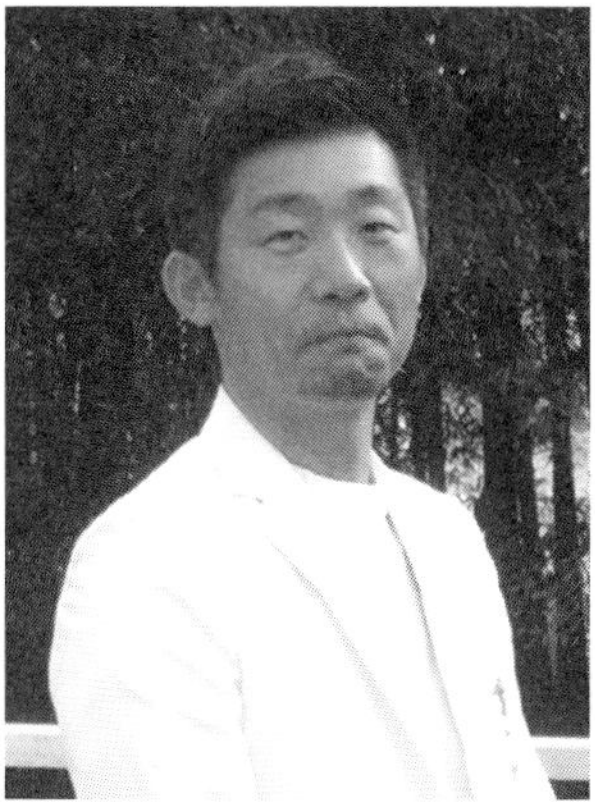

副院長　郭　樟吾

平成13年　東京慈恵会医科大学卒
平成17年　厚木市立病院 勤務
平成20年　独立行政法人国立病院機構
　　　　　横浜医療センター
平成25年　東京慈恵会医科大学
　　　　　脳神経外科学講座助教
　　　　　東横浜病院副院長
平成27年　東京慈恵会医科大学
　　　　　脳神経外科学講座講師、診療医長

東横浜病院副院長専門分野
　脳腫瘍全般、脳血管障害全般(脳血管内治療含む)

専門医　学会等
　医学博士
　脳神経外科専門医・指導医
　脳血管内治療専門医
　脳卒中専門医
　神経内視鏡学会技術認定医
　日本高気圧酸素管理医
　t-PA適正使用認定医
　ボトックス注射適正使用認定医

救える脳を救いたい
～そして救える人生を救いたい～

2017年11月9日　第1版発行
2018年2月20日　第2版発行

定価はカバーに表示してあります。

著　　者　郭　水泳
発 行 者　羽田　直仁
発 行 所　みずほ出版新社株式会社
〒365-0068　埼玉県鴻巣市愛の町412
電話　048(577)3750
FAX　048(577)3752

発　売　株式会社日興企画
〒104-0045　東京都中央区築地2-2-7
電話　03(3543)1050
FAX　03(3543)1288

印　刷
製　本　藤原印刷株式会社

Printed in Japan

ISBN978-4-88877-926-5 C0095 ¥1190E